MEINE ERSTE SCHWANGERSCHAFT

RATGEBER WOCHE FÜR WOCHE. EIN PRAKTISCHES UND UMFASSENDES HANDBUCH FÜR WERDENDE MÜTTER, VON DER EMPFÄNGNIS BIS ZUR GEBURT UND DEN ERSTEN 3 LEBENSMONATEN DES BABYS

SOFIA ARNOLD

Meine erste Schwangerschaft – Ein Ratgeber Woche für Woche

ISBN: 9798826734179

Jahr der Veröffentlichung: 2022

Kontakt: sofimum@alphapress.net

DISCLAIMER

Dieses Buch ist nicht als Ersatz für den Rat eines Arztes oder Psychologen gedacht. Obwohl der Autor und der Herausgeber alle Anstrengungen unternommen haben, um sicherzustellen, dass die in diesem Buch enthaltenen Informationen zum Zeitpunkt der Drucklegung korrekt waren, übernehmen der Autor und der Herausgeber keine Verantwortung für Probleme oder Schäden, die durch Fehler oder Auslassungen verursacht wurden.

INHALT

Vorwort vii

1. ICH WERDE BALD MAMA 1
Wie sich der Körper der Mutter verändert 0
Erinnerungen schaffen 3

2. ERNÄHRUNG UND GEWICHTSZUNAHME 9
Was man essen sollte und wie man die Mahlzeiten aufteilen kann 9
Ernährung in den verschiedenen Trimestern der Schwangerschaft 11
Empfohlene Lebensmittel in der Schwangerschaft 12
Lebensmittel, auf die man achten sollte 13
Lebensmittel, auf die man verzichten sollte 14
Gewichtszunahme 15

3. SCHWANGERSCHAFT UND WIE MAN DAMIT UMGEHT 19
Psychisches Gleichgewicht und geistige Gelassenheit 19
Was Sie von einem Ultraschall erwarten können 21
Impfungen 21
Do's und Don'ts 23
Die gängigsten Schmerzen und Beschwerden und wie man sie behandeln kann 29
Mögliche Risiken und Komplikationen 41
Die besten Applikationen für Ihr Handy 48
Die Geburt - wie man sich darauf vorbereitet und sie bewältigt 51

4. WAS ERWARTET SIE, WENN SIE SCHWANGER SIND: MONAT FÜR MONAT 81
Erstes Trimester - Von der Zelle zum Embryo, vom Embryo zum Fötus! 80
Zweites Trimester: Die Schwangerschaft hat auch ihre angenehmen Seiten! 88
Drittes Trimester - Es scheint nur noch eine Frage der Zeit zu sein... aber glauben Sie bloß nicht, dass die Zeit so schnell vergehen wird! 96

5. DAS "VIERTE" TRIMESTER: SIE SIND JETZT EINE MAMA! WAS BRINGT DAS MIT SICH? 109
Wie der Körper der Mutter reagiert 110
Das neugeborene Baby 111

6. SCHLUSSFOLGERUNG: PERSPEKTIVEN FÜR DIE ZUKUNFT 129

Ein Geschenk für Sie: das Schwangerschafts-Tagebuch

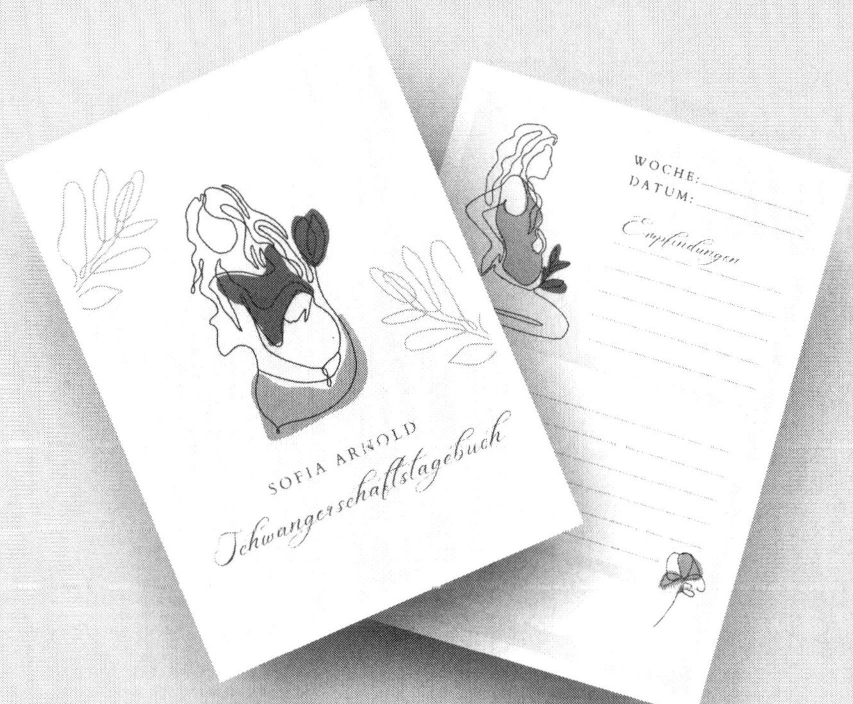

Als Dank für Ihr Vertrauen möchte ich Ihnen dieses von mir gefertigte Schwangerschaftstagebuch überreichen

DIE QR EINRAHMEN UND JETZT HERUNTERLADEN (ODER BESUCHEN SIE DIE SEITE UNTEN)

HTTP://GO.ALPHAPRESS.NET/TAGEBUCH

VORWORT

Jede Frau erlebt ihre Schwangerschaft auf ganz persönliche Weise, angefangen bei ihrem Gesundheitszustand über die Beziehung zum Vater des Babys bis hin zu ihren Gefühlen. Von dem Moment an, in dem sie erfährt, dass sie ein Kind erwartet, ändert sich jedenfalls das Leben einer jeden Frau.

Das Kind, das im Mutterleib heranwächst, ist auf psychologischer und biologischer Ebene bereits ein Teil von ihr. Heutzutage verfügen wir über eine Vielzahl von Instrumenten, die gewährleisten, dass die Schwangerschaft auf bestmögliche Weise kontrolliert wird und dass alles reibungslos verläuft. Einige kleine Probleme können natürlich immer auftreten, vor allem bei der ersten Schwangerschaft, wenn man noch keine Erfahrungen mit vertrauten Personen in derselben Situation gemacht hat.

Deshalb ist es wichtig, dass die Frau und ihr Partner so umfassend wie möglich über den Schwangerschaftsverlauf, die Geburtsvorbereitung, die Geburt selbst und die ersten Momente im Leben des Babys informiert sind. Dieses Buch soll Ihnen alle nötigen

Informationen liefern, damit Sie der Ankunft Ihres Babys gelassen entgegensehen können.

„Ein Kind füllt einen Platz in Deinem Herzen, von dem Du nie wusstest, dass er leer war"

Anonym

KAPITEL 1

ICH WERDE BALD MAMA

Die Geburt eines Kindes ist eines der wichtigsten Ereignisse im Leben eines Menschen. Es kann passieren, dass Sie ungeplant schwanger geworden sind, und es wird einige Zeit dauern, bis Sie sich an diesen Gedanken gewöhnt haben. Ob die Schwangerschaft nun gewollt ist oder nicht, sie wird Ihr Leben auf jeden Fall radikal verändern. Bei der Frau ist dies von Anfang an der Fall: Ihr Körper verändert sich schon in den ersten Wochen der Entwicklung des Embryos, und sie muss viele Entscheidungen treffen und gleichzeitig auf viele kleine Dinge achten, sobald sie einen positiven Schwangerschaftstest in ihrer Hand hält.

WIE SICH DER KÖRPER DER MUTTER VERÄNDERT

Noch bevor die Schwangerschaft für andere sichtbar wird, spürt die Mutter die Veränderungen, die ihr Körper Woche für Woche durchläuft, und zwar schon in den ersten Tagen nach der Zeugung.

Bereits in dem Moment, in dem sich der Embryo in die Gebärmutterwand einnistet, beginnen die hormonellen und physiologischen Veränderungen, die für die Bildung und das gesunde Wachstum des Babys notwendig sind.

Im ersten Trimester finden die Veränderungen im Inneren des Körpers der Frau statt und sind für das äußere Auge nicht sichtbar. Dann dehnt sich der Bauch und bald sind die ersten Bewegungen im Bauchraum zu spüren. Nach einigen weiteren Schwangerschaftswochen sind die Bewegungen auch für Menschen, die ihre Hand auf den Bauch der Mutter legen, wahrnehmbar, bis sie sogar mit bloßem Auge gesehen werden können, ohne dass man den Bauch anfassen muss.

Die Frau hat oft plötzliche Stimmungsschwankungen, die von den Schwankungen der Hormonwerte herrühren:

- Das Prolaktin spielt eine wichtige Rolle bei der Milchproduktion. Schon in den ersten Monaten der Schwangerschaft wird die Frau bemerken, dass Tropfen von Kolostrum, einer dicken, gelblichen Flüssigkeit, die den beginnenden Muttermilchfluss anzeigt, aus ihren Brustwarzen austreten.

- Das von der Plazenta produzierte Relaxin hat die Aufgabe, das Gewebe und die Bänder des Körpers zu erweichen und sie elastisch zu machen.

- Östrogen und Progesteron sind zwei Hormone, die ihren Spiegel um das Hundertfache erhöhen, was zur Entspannung der Muskeln der Gebärmutter, der Blase und des Darms führt und die Anpassung des Körpers an die Herausforderungen der Schwangerschaft erleichtert: Die Gebärmutter wächst und bewegt sich im Laufe der Wochen, und folglich bewegen sich auch alle inneren Organe wie die Leber oder der Darm. All diese Veränderungen bringen einige fast unvermeidliche Nebenwirkungen mit sich, wie Verstopfung, Krampfadern oder Wassereinlagerungen.

Der Hormonspiegel von Östrogen und Progesteron sinkt innerhalb weniger Minuten nach der Geburt. Dieser Rückgang begünstigt die Rückbildung des Gewebes auf den Zustand vor der Schwangerschaft und kann für die depressive Stimmung verantwortlich sein, die häufig nach einer Entbindung auftritt.

Eine weitere Entwicklung, die sich im weiblichen Körper sofort bemerkbar macht, betrifft die Brüste, die vom Moment der Zeugung an voller, schwerer und schmerzhafter werden. Die Brustwarzen werden größer und empfindlicher, und der Warzenhof um sie herum wird dunkler. Schon in den ersten Wochen der Schwangerschaft bilden sich rund um den Warzenhof Drüsen, die sogenannten Montgomery-Wülste, die die Brüste elastischer machen und sie auf das Stillen vorbereiten.

Die willkommenste Veränderung in der Schwangerschaft ist für Frauen die Ganzkörperbehaarung: Ab dem ersten Trimester verlangsamt sich das Haarwachstum drastisch, und während früher die Beine monatlich enthaart wurden, reicht jetzt ein Termin bei der Kosmetikerin alle zwei Monate.

Das Schlafverhalten wird sich in den ersten 12 Wochen ändern, die Hormone beeinflussen die Müdigkeit und die Schlaflosigkeit, die abwechselnd und oft ohne ersichtlichen Grund auftreten, und da die Gebärmutter allmählich auf die Blase drückt, werden Sie das Gefühl haben, sehr oft auf die Toilette gehen zu müssen, auch nachts. Gegen Ende der Schwangerschaft kommt zu diesen Beschwerden noch hinzu, dass Sie keine bequeme Schlafposition finden können: Am besten legen Sie sich auf die linke Seite, um den Bauch zu entlasten und einen Reflux zu vermeiden. In diesem Fall empfiehlt es sich, ein Kissen zwischen die Beine zu legen oder ein Stillkissen zu benutzen (das nach der Geburt für eine komfortable Stilllage verwendet wird), das Sie seitlich platzieren können, um Ihren Bauch in der Seitenlage zu stützen und es sich bequem zu machen.

Wenn Sie nachts nicht gut schlafen können, sollten Sie auf jeden Fall versuchen, auf Ihren Körper zu hören: Sollten Sie tagsüber einen Anflug von Müdigkeit verspüren, gönnen Sie sich Schlaf, um Ihr allgemeines Wohlbefinden im Alltag zu steigern

ERINNERUNGEN SCHAFFEN

Wenn wir mit unseren Müttern und Großmüttern über unsere Kindheit sprechen, kommt es manchmal vor, dass unsere Erinnerungen ein wenig durcheinander geraten, oder dass wir ihnen Fragen stellen, die sie nicht beantworten können, weil sie sich nicht genau daran erinnern oder weil sie die Zeiten verwechseln.

Der Rat, den wir allen werdenden Müttern geben können, ist, sich alles zu notieren, woran sie sich erinnern und was sie ihren Kindern erzählen wollen, wenn sie erwachsen sind, oder auch, wenn Sie selbst sich an etwas erinnern wollen.

Jetzt werden Ihnen die neun Monate endlos erscheinen, und Sie werden denken, dass jedes Gefühl einzigartig und unvergesslich ist, aber mit der Zeit wird Ihr Gehirn von neuen Ereignissen, neuen Erinnerungen und neuen Informationen über Ihr Baby überflutet werden. Im Laufe der Jahre werden Sie sich angesichts all der Neuerungen und Veränderungen nicht mehr an diese Zeit der Schwangerschaft erinnern.

In einer Apotheke oder im Internet können Sie Bücher kaufen, indem Sie einfach nach einem "Schwangerschaftstagebuch" suchen. Darin werden Sie viele Dinge aufschreiben können, an die

Sie im Moment gar nicht denken. Es handelt sich um echte Tagebücher, die Sie anhand von Fragen dazu anleiten, selbst die kleinsten Details aufzuschreiben, an die Sie sich in einigen Jahren mit großer Freude erinnern werden, wenn Ihre Kinder erwachsen sind und Sie nicht mehr die gleichen Empfindungen und Bilder im Kopf haben wie heute.

Es gibt verschiedene Tagebuchvorlagen mit unterschiedlichen Stilen, Schriftarten und Fragen, die oft mit wichtigen Details angereichert sind: Hier können Sie über Ihre erste Ultraschalluntersuchung berichten, das Datum notieren, an dem Sie den ersten Tritt in Ihrem Bauch gespürt haben, beschreiben, wie Sie von Ihrer Schwangerschaft erfahren haben, wie Sie es dem Kindsvater oder den glücklichen Großeltern gesagt haben, und auch sonst alle Phasen der Schwangerschaft und der Geburtsvorbereitung sowie die Planung des Babyzimmers beschreiben.

In ein paar Jahren werden sie es genießen, mit Ihren Kindern oder Ihrem Partner über die Gefühle zu lesen, die Sie während dieser idyllischen Zeit empfunden haben.

Die gleichen Tagebücher gibt es auch in verschiedenen Aufdrucken, für Jungen und Mädchen in hellblau, rosa und neutralen Farben. Das ganze Tagebuch kann mit Details über das Kind gefüllt werden kann, die wir im Laufe der Zeit unweigerlich vergessen würden.

Zum Thema "Kind" können Sie beispielsweise den gewählten Namen aufschreiben, warum und von wem er gewählt wurde, das erste Mal, als Sie drei zusammen nach Hause kamen, die ersten Worte, die ersten Mahlzeiten, welche das Baby mag/nicht mag, seine Vorlieben, den Tag, an dem es zu laufen begann, usw.

Gewöhnlich werden der erste Geburtstag oder die Taufe erzählt und alles über das erste Lebensjahr, in dem Dutzende von Veränderungen vor unseren Augen ablaufen. Gerade deshalb können wir uns nicht an alle im Detail erinnern.

Ein weiterer Ratschlag ist, es sofort auszufüllen. Denken Sie nicht daran, es "später" zu tun, denn jetzt glauben Sie, dass Sie sich an alles erinnern werden, aber das ist nicht der Fall. Jetzt, wo Sie zwischen all den Besuchen neun Monate Zeit haben, tun Sie diesen Akt der Liebe für Ihr Baby.

"Das Schönste an einer Schwangerschaft ist, dass Sie keine Ausreden brauchen, um zu Pinkeln oder zu essen"

Angelina Jolie

KAPITEL 2
ERNÄHRUNG UND GEWICHTSZUNAHME

Die Qualität der Lebensmittel, die Sie zu sich nehmen, und die Art und Weise, wie Sie sie Ihrem Körper zuführen, sind entscheidend für Ihre Gesundheit und die des Babys. Eine richtige Ernährungsweise während der Schwangerschaft ist sogar noch wichtiger, da Sie sowohl Ihren eigenen Körper als auch den des Babys in Ihnen nähren müssen.

- Für eine gesunde Ernährung ist es notwendig, ballaststoffhaltige Lebensmittel, Vollkornprodukte, Gemüse und frisches Obst zu sich zu nehmen und zu versuchen, Zucker und stark verarbeitete Fette so weit wie möglich zu reduzieren.
- Eine gesunde Ernährung ist aus vielen Gründen hilfreich, die wichtigsten sind:
- Besserer Schlaf nachts, Vermeidung von Reflux
- Vermeidung von Schwangerschaftsdiabetes oder anderen Krankheiten
- Vermeidung einer übermäßigen Gewichtszunahme, was sich nach der Geburt nur schwer wieder abbauen lässt.

Werfen wir einen Blick darauf, wie man den Nährstoffbedarf in der Schwangerschaft für die Gesundheit von Mutter und Kind am besten decken kann.

WAS MAN ESSEN SOLLTE UND WIE MAN DIE MAHLZEITEN AUFTEILEN KANN

Während der Schwangerschaft erhält der Embryo, der später zum Fötus wird, alle Nährstoffe, die er für seine Entwicklung braucht, aus Ihrem Blut. Selbst der Körper einer unterernährten Frau ist durchaus in der Lage, die Bedürfnisse des Babys zu befriedigen, da die Plazenta alles, was es braucht, aus ihrem Blut extrahiert. So wird beispielsweise eine anämische Mutter noch blutarmer, da die Plazenta das für das Wachstum des Fötus notwendige Eisen entzieht.

Der Nährstoffbedarf ist von Person zu Person unterschiedlich und hängt von den täglichen Gewohnheiten, dem Beruf, der körperlichen Betätigung und dem Lebensstil ab: Es gibt keine Einheitsformel.

Während der Schwangerschaft ist der Nährstoffbedarf höher, da die Durchblutung im gesamten Körper und in der Plazenta zunimmt und so mehr Energie benötigt wird. Der Blutbedarf für das Wachstum und die Funktion der Plazenta entspricht dem eines anderen Organs.

Zu Beginn der Schwangerschaft werden Sie nicht viel Appetit haben, weil die Übelkeit eine Frau oft zu verschiedenen Tageszeiten begleitet. Gegen Ende der Schwangerschaft sind die inneren Organe völlig verschoben, der Magen wird zusammengedrückt und es fällt der werdenden Mutter schwer, zu viel auf einmal zu essen. In der Mitte der Schwangerschaft hingegen hat die Frau mehr Appetit, sodass es wichtig ist, eine gute Essgewohnheit zu entwickeln.

Der wichtigste Ratschlag ist, wenig und oft zu essen, mit mindestens 5 Mahlzeiten am Tag: Frühstück am Morgen, ein Vormittagssnack, Mittagessen, ein Nachmittagssnack und Abendessen. Viele Ernährungsweisen sehen auch einen Snack vor dem Schlafengehen vor. Auf diese Weise wird der Appetit immer besser kontrolliert, man hat keinen übermäßigen Hunger, der Sie dazu verleitet, zu viel zu essen und Verdauungsprobleme zu haben, Sie werden besser schlafen und die Nahrung wird gut über den Tag verteilt.

Während der Schwangerschaft vertragen manche Frauen bestimmte Gerüche und Lebensmittel nicht, insbesondere stark verarbeitete oder frittierte Speisen. Andere haben ein besonderes Verlangen nach Süßem oder Saurem bzw. nach ungewöhnlichen Lebensmittelkombinationen, die sie unter "normalen" Umständen nie kombiniert hätten.

Heißhunger und Unverträglichkeiten bei bestimmten Lebensmitteln können auf hormonelle Veränderungen im weiblichen Körper während der Schwangerschaft zurückzuführen sein, die die Geschmacksempfindung beeinflussen. Wenn Sie Lust auf einen Snack zwischendurch haben, können Sie komplexe Kohlenhydrate zu sich nehmen, die langsam verdaut werden, wie Nüsse, Trockenfrüchte, rohes Gemüse und Obst.

Wenn Sie sich richtig und gesund ernähren, werden Sie in jedem Fall feststellen, dass Sie weniger Heißhunger haben und auch weniger intensiv essen.

ERNÄHRUNG IN DEN VERSCHIEDENEN TRIMESTERN DER SCHWANGERSCHAFT

Die Ernährung sollte sowohl vor als auch während der Schwangerschaft optimal sein. Wenn dies nicht der Fall ist, sollten Sie Ihre Essgewohnheiten nicht plötzlich ändern.

Vor der Zeugung sollten Sie mit einer ausgewogenen Ernährung beginnen, um sicherzustellen, dass Ihr Blut einen ausreichenden Gehalt an Mineralien, Vitaminen und anderen für die Entwicklung des Embryos wichtigen Elementen aufweist. Idealerweise sollten Sie auf Lebensmittel mit Konservierungs-, Farb- und Zusatzstoffen verzichten.

Im ersten Trimester beginnen sich die Organe Ihres Babys zu bilden, daher sollten Sie in dieser Zeit Extreme vermeiden. Wenn Sie zum Beispiel früher viel Fleisch gegessen haben, sollten Sie jetzt nicht zum Vegetarier werden: Ihr Körper würde Monate brauchen, um sich an die Umstellung zu gewöhnen. Idealerweise sollten Sie zu verarbeitete Lebensmittel weglassen. Die Übelkeit in dieser Zeit kann Ihnen Schwierigkeiten bereiten, richtig zu essen, aber je gesünder Sie sich ernähren, desto weniger stark wird die Übelkeit sein. Auch wenn es schwierig ist, etwas zu essen, nimmt Ihr Baby alle Nährstoffreserven, die sein kleiner Körper braucht, über die Plazenta auf. Essen Sie also nur das, worauf Sie Lust haben, ohne sich zu zwingen.

Das zweite Trimester ist das ruhigste, auch in Bezug auf die Ernährung. Während dieser Zeit werden Sie wahrscheinlich einen guten Appetit haben, daher ist es eine gute Idee, darauf zu achten, was Sie essen, um ein Übermaß vermeiden. Während dieser Zeit ist die Ernährung von grundlegender Bedeutung, da das Baby schnell wächst.

Im letzten Trimester ist die richtige Ernährung im Hinblick auf die Geburt und die Mutterschaft weiterhin von entscheidender Bedeutung. Es ist am besten, Nahrungsmittel zu vermeiden, die Verdauungsstörungen, Reflux oder Verstopfung verursachen können. Denken Sie auch daran, dass Ihr Bauch durch die fortschreitende Schwangerschaft an Volumen zunehmen wird. Wenn Sie sich also gut ernähren, können Sie eine bequemere Schlafposition finden, ohne unter Reflux zu leiden, und Sie werden Kraft und Energie für die Geburt sammeln können.

EMPFOHLENE LEBENSMITTEL IN DER SCHWANGERSCHAFT

Wir haben erklärt, welche Lebensmittel man meiden sollte und wie man die Mahlzeiten am besten aufteilt, aber welche Lebensmittel sind in einer Schwangerschaft gut?

Natürlich müssen wir darauf achten, vor allem Obst und Gemüse zu waschen und Lebensmittel, insbesondere Fleisch, zu kochen.

Hier finden Sie einen Leitfaden mit den besten Lebensmitteln, um die Entwicklung des Babys optimal zu fördern:

- Gekochter Fisch: Seezunge, Kabeljau, Seehecht sind am besten geeignet, da sie reich an Omega-3-Fettsäuren sind, die für die Entwicklung des Gehirns des Babys wichtig sind:
- Eiweiß
- Milch und Molkereiprodukte: Wählen Sie fettarmen weißen Joghurt.
- Ballaststoffreiche Lebensmittel, um der schwangerschaftstypischen Verstopfung vozubeugen (Nudeln, Brot, Getreide, Obst und Gemüse)

LEBENSMITTEL, AUF DIE MAN ACHTEN SOLLTE

Während der neun Monate der Schwangerschaft sollten bestimmte Nahrungsmittel gemieden und andere reduziert werden. Werfen wir einen Blick auf die folgenden Ratschläge:

Davon sollten Sie in Ihrer Schwangerschaft die Finger lassen:

- Roher Fisch: Ist mit Mikroorganismen kontaminiert, die den Verdauungstrakt infizieren können. Diese überleben die Kälte nicht, wenn der Fisch also richtig zubereitet wird, kann er gegessen werden. Dafür müssen Sie sich jedoch an einen vertrauenswürdigen Verkäufer wenden, der dies garantieren kann.
- Schimmelkäse: Brie, Camembert, Gorgonzola. Das Risiko kommt von bestimmten Bakterien, die eine Hirnhautentzündung verursachen können. Infektionen können auf den Fötus übertragen werden, seien Sie also sehr vorsichtig.
- Rohes Fleisch und Gemüse: Toxoplasmose führt zu einer schwerwiegenden Unterentwicklung des Fötus, daher sollten diese Lebensmittel vermieden werden. Schwangere sollten kein rohes Fleisch zu sich nehmen, sondern darauf achten, dass es wirklich gut durchgegart ist, vor allem Huhn und Schweinefleisch. Auch rohes Gemüse enthält die gleichen Bakterien, weshalb es vor dem Verzehr gut gewaschen werden sollte, unter fließendem Wasser oder mit Desinfektionslösungen.

LEBENSMITTEL, AUF DIE MAN VERZICHTEN SOLLTE

Während der Schwangerschaft erhält das Baby alle Nährstoffe, die es für seine Entwicklung braucht, vom Körper der Mutter. Jede eingenommene Substanz, ob gesund oder schädlich, wird über die Plazenta direkt in den Körper Ihres Babys übertragen. Es ist daher wichtig, die Einnahme von Medikamenten so weit wie möglich zu vermeiden, da unser "erwachsener" Körper sie aufnehmen kann, der Körper des Fötus aber noch nicht bereit dafür ist. Es ist auch wichtig, ungeeignete Nahrungsmittel und beispielsweise zuckerhaltige oder alkoholische Getränke zu vermeiden, insbesondere in den ersten acht Wochen, wenn der Embryo am empfindlichsten ist.

Wenn ein Medikament für Ihre Gesundheit unerlässlich ist, sollte ein Arzt die Risiken abschätzen und dessen Verabreichung erlauben oder verbieten.

Betrachten wir nun einige Stoffe, die für Ihr Baby gefährlich sind:

- Kaffee oder Tee sollten während der Schwangerschaft auf ein Minimum reduziert werden, da sie Koffein enthalten,. Dies ist ein Stimulans, das das Nervensystem beeinflusst und die Plazenta durchdringt. Ein Übermaß an Koffein stimuliert die Säureproduktion, erhöht den Blutdruck und belastet die Nebennieren. Wird der Tee während der Mahlzeiten getrunken, verringert er die Eisenaufnahme. Kräutermischungen sind eine gute Alternative zu Tee und Kaffee. Entkoffeinierter Kaffee hingegen ist dem normalen Kaffee nicht vorzuziehen, da er mit Chemikalien behandelt wird. Das beste Getränk ist Wasser, am besten außerhalb der Mahlzeiten.

- Fettige Lebensmittel wie Butter: Verwenden Sie stattdessen natives Olivenöl extra.
- Industrielle Lebensmittel: Viele der auf dem Markt befindlichen Lebensmittel sind mit künstlichen Aromen versetzt, raffiniert oder künstlich verarbeitet, damit sie besser schmecken oder länger haltbar sind. Aromen und Farbstoffe sind fast immer chemisch. Sie sind an den Produkten zu erkennen, da sie mit dem Buchstaben E, gefolgt von einer Zahl, gekennzeichnet sind.
- Zucker und Süßstoffe sollte man vermeiden, um Schwangerschaftsdiabetes oder zu hohen Glukosewerten entgegenzuwirken, die für den Fötus schädlich sind.

GEWICHTSZUNAHME

In der Schwangerschaft ist es wichtiger, sich richtig zu ernähren, als ständig die Gewichtszunahme zu kontrollieren. Nach der Geburt wird es sicherlich schwierig sein, das Gewicht wieder loszuwerden, aber eine übergewichtige Mutter wird weniger Mangelerscheinungen haben als eine untergewichtige. Frauen nehmen auf unterschiedliche Weise zu, manche zu Beginn und stabilisieren sich dann, andere verlieren zu Beginn aufgrund von Übelkeit an Gewicht und nehmen dann zu, wenn ihr Bauch wächst.

In jedem Fall hängt die ideale Gewichtszunahme einer Frau von ihrem Ausgangsgewicht ab, sodass es immer am besten ist, dies zu Beginn der Schwangerschaft mit Ihrem Arzt zu besprechen.

Eine untergewichtige Frau muss mehr Gewicht zulegen, um die Bedürfnisse des Babys während der Schwangerschaft zu erfüllen. Als Richtwert kann man davon ausgehen, dass eine Frau, die zu Beginn der Schwangerschaft untergewichtig ist, im Laufe der

Schwangerschaft 13 bis 18 kg zunehmen sollte. Eine normalgewichtige Frau sollte zwischen 11 und 16 kg zunehmen, und eine übergewichtige Frau sollte maximal 7 bis 11 kg zunehmen.

Bei einer Zwillingsschwangerschaft ist natürlich alles anders, und die Gewichtszunahme kann zwischen 16 und 20 Kilo in der Gesamtzahl der Schwangerschaftsmonate liegen.

Die übliche Gewichtszunahme beträgt im ersten Trimester etwa 1-2 kg pro Monat, danach etwa ein halbes Kilo pro Woche. Bei Zwillingsschwangerschaften wird eine durchschnittliche Gewichtszunahme von 700 g pro Woche nach dem ersten Trimester berechnet, wenn das Gewicht der Babys exponentiell zunimmt.

Diese Zahlen mögen erschreckend sein, aber sobald Sie entbunden haben, werden Sie feststellen, dass das meiste Gewicht nur vorübergehend und für die Schwangerschaft notwendig war - es handelt sich nicht nur um Fett:

- 3-4 Kilo gehören zum Baby, das bei der Geburt etwa so viel wiegen wird.
- 900-1300 g wiegt sowohl die Plazenta als auch das Fruchtwasser
- 1-1,5 kg ist die Zunahme des Brustgewichts
- etwa 2 kg beträgt die Zunahme des Blutgewichts
- 1-4 kg für das Gewicht der Gebärmutter
- die verbleibenden 2-4 kg sind angesammeltes Fett

Außerdem sollte mit dem Mythos des "Essens für zwei" aufgeräumt werden, denn in Wirklichkeit braucht man insgesamt nur etwa 500 zusätzliche Kalorien pro Tag. Kleine kulinarische Wünsche können erfüllt werden, doch wichtig ist eine ausgewogene Ernährung, die alles enthält, was Ihr Körper braucht.

“Alles am Weibe ist ein Rätsel, und alles am Weibe hat eine Lösung: sie heißt Schwangerschaft”

Friedrich Nietzche

KAPITEL 3

SCHWANGERSCHAFT UND WIE MAN DAMIT UMGEHT

Vor einer Schwangerschaft ist es ratsam, den Gesundheitszustand zu überprüfen und sich über die Folgeerscheinungen der Empfängnis zu informieren, sowohl über die Vorsorgeuntersuchungen während der Schwangerschaft als auch über die Aspekte der Geburt und der Elternschaft.

In diesem frühen Stadium wird in der Regel ein Rubeo-Test angesetzt, um die Immunität gegen Röteln zu prüfen, die bei einer Infektion vor der 16. Schwangerschaftswoche schwere Folgen in Bezug auf den Fötus haben kann.

Wenn die Antibabypille oder die Spirale eingenommen wird, ist es am besten, sie etwa drei Monate vor dem Empfängnisversuch zu entfernen, damit der Körper der Frau seinen natürlichen Rhythmus wieder aufnehmen kann.

PSYCHISCHES GLEICHGEWICHT UND GEISTIGE GELASSENHEIT

Beide Partner sollten sich emotional auf die Elternschaft vorbereiten, beide sollten sie sich wünschen, denn die Schwangerschaft ist für die Frau eine Zeit der großen Veränderung und des Wandels, und die Ideen und Gedanken reifen auf eine andere Art und Weise, als sie es sich bis dahin immer vorgestellt hatten.

Die Beziehung zwischen dem Paar wird sich mit Sicherheit verändern, und beide müssen bereit sein, dies zu erkennen und zu versuchen, alle möglichen emotionalen und körperlichen Veränderungen zu akzeptieren. Die Ankunft eines Kindes bringt sicherlich viel Freude und Liebe in diese Familie, aber es bringt auch viele Verpflichtungen, viele Verantwortlichkeiten, viele neue Bekanntschaften mit sich, und der beste Weg, dies alles zu bewältigen, ist die Zusammenarbeit mit Ihrem Partner. In vielen Momenten werden Sie sich niedergeschlagen und unzulänglich fühlen, aber das ist alles Teil des neuen Elterndaseins, und Ihr Partner fühlt sich vielleicht genauso. Die beste Lösung in diesen "Tiefs" ist, nicht bis zum Äußersten zu gehen, nicht immer zu glauben, dass man es auch allein schaffen kann, sondern die Menschen, die einem nahe stehen, um Hilfe zu bitten. Wer die Möglichkeit hat, Großeltern oder enge Freunde in der Nähe zu haben, kann sich beim Kochen, im Haushalt, bei der Wäsche oder beim Aufpassen auf das Babys helfen lassen, während Sie zum Beispiel duschen. Diese kleinen Hilfsgriffe von Menschen, die Ihnen nahe stehen, werden Ihnen sehr helfen, wenn Ihr Baby schließlich da ist, aber dazu später mehr. Der Moment der Schwangerschaft ist der Moment, in dem Sie geistig von allen Verpflichtungen, Besuchen und Terminen eingenommen werden und später an alles denken müssen, was für die Ankunft Ihres Babys notwendig ist.

Der Rat lautet daher, eine Sache nach der anderen zu erledigen, ohne an zu viele Dinge gleichzeitig zu denken. Sobald Sie festgestellt haben, dass Sie schwanger sind, sollten Sie zunächst Betatests durchführen lassen, die Ihnen mehr oder weniger die Schwangerschaftswoche anzeigen, in der Sie sich befinden. Dann wird der Gynäkologe den genauen Geburtstermin festlegen, auf den Sie sich für die Dauer der Schwangerschaft beziehen werden.

Ihr Gynäkologe wird Sie bitten, etwa einmal im Monat zum Kontrolltermin zu erscheinen, falls keine besonderen Probleme vorliegen, und er wird Ihnen jedes Mal sagen, welche Untersuchungen monatlich durchgeführt werden sollen. In der Regel werden einige Tests während der gesamten Schwangerschaft wiederholt, z. B. Urintests zum Nachweis von Infektionen oder Bluttests zum Nachweis von Toxoplasmose, um sicherzustellen, dass Sie sich während der neun Monate der Schwangerschaft nicht angesteckt haben, usw.

Eine Schwangerschaft dauert etwa 40 Wochen, was 9 Monaten plus einer Woche entspricht, und auf dieser Grundlage wird der Entbindungstermin ab dem Tag der letzten Menstruation berechnet. Jede Schwangerschaft ist einzigartig, und jedes Baby ist mehr oder weniger um diese 40 Wochen herum bereit, geboren zu werden, aber es kann natürlich auch ein paar Wochen vor oder ein paar Wochen nach dem ET auf die Welt kommen wollen.

Nach Durchführung der ersten Betatests vereinbart der Gynäkologe den ersten Termin, der in der Regel etwa 6 Wochen nach der letzten Menstruation liegt. Eine Ultraschalluntersuchung kann eine Schwangerschaft erst frühestens 3 Wochen nach der letzten Menstruation bestätigen und sollte auf jeden Fall vor der zwölften Woche erfolgen.

WAS SIE VON EINEM ULTRASCHALL ERWARTEN KÖNNEN

Ultraschalluntersuchungen zeigen, ob es sich um eine Einlings-, Zwillings- oder Eileiterschwangerschaft handelt. Ab der zehnten Woche können Sie auch den Herzschlag Ihres Babys hören. Bei den verschiedenen Ultraschalluntersuchungen erfahren Sie, ob es dem Baby gut geht, ob sich alle Gliedmaßen richtig gebildet haben und wie die Lage der Plazenta ist.

Bei Ultraschalluntersuchungen wird empfohlen, mit einer vollen Blase zu kommen, damit die Flüssigkeit in der Blase das Bild kontrastiert und es auf dem Monitor schärfer wird. Wenn Sie auf der Liege liegen, wird der Gynäkologe eine Flüssigkeit, die etwas kalt sein kann, auf Ihren Bauch auftragen, um den Kontakt mit der Ultraschallsonde zu erleichtern. Nehmen Sie einen USB-Stick mit, denn manchmal können Sie Videos oder Bilder von Ultraschalluntersuchungen übertragen lassen und sie als Andenken mitnehmen.

IMPFUNGEN

Für schwangere Frauen ist ein Impfschutz vorgeschrieben, aber oft sind werdende Mütter verwirrt, welchen Weg sie einschlagen sollen, welche Impfstoffe sie wählen sollen und warum, oder was die Kontraindikationen der einzelnen Stoffe sind. Im Folgenden gehen wir genauer darauf ein, welche Impfungen empfohlen werden, welche Stoffe nicht verimpft werden sollten und in welcher Schwangerschaftswoche man sich bestenfalls impfen lassen sollte.

Normalerweise werden alle Menschen im Kindesalter geimpft, z. B. gegen Röteln, Masern und Windpocken. Schwangere Frauen sollten jedoch prüfen, ob noch ein Impfschutz besteht. Dasselbe gilt für den Impfstoff gegen Tetanus, Diphtherie und Keuchhusten.

In diesem Fall sollte der Gynäkologe gleich beim ersten Besuch eine Kontrolle des bestehenden Impfschutzes gegen diese Krankheiten empfehlen, um die Fruchtbarkeit der Frau zu schützen.

Keuchhusten ist äußerst gefährlich, wenn sich das Baby in den ersten Lebensmonaten ansteckt, und kann sogar tödlich sein. Die Infektionsquelle ist häufig die Mutter. Aus diesem Grund wird die Diphtherie-Tetanus-Pertussis-Impfung (dTpa) um die 28. Schwangerschaftswoche empfohlen und sollte zwischen der 27. und 32. Woche verimpft werden, damit die Antikörper zum richtigen Zeitpunkt gebildet werden und die Plazenta passieren können, sodass sie das Kind schon vor der Geburt schützen.

Eine weitere wichtige Impfung während der Schwangerschaft ist die Grippeimpfung, insbesondere für Frauen in der Wintersaison (wenn die Ansteckungsgefahr größer ist) im zweiten oder dritten Trimester der Schwangerschaft.

Impfungen gegen Masern, Mumps, Röteln und Windpocken sollten nicht verabreicht werden. Auch die Papillomavirus-Impfung wird derzeit nicht empfohlen, da es keine spezifischen Studien über die Auswirkungen dieses Impfstoffs auf schwangere Frauen gibt.

Diese Impfstoffe werden verabreicht, indem ein Teil des Virus selbst (das sogenannte "abgeschwächte Lebendvirus") injiziert wird, sodass sich der Körper dagegen schützen und Antikörper gegen diese Krankheiten entwickeln kann. In Wirklichkeit besteht ein prozentuales Risiko, sich mit dem Virus anzustecken, weshalb einige Impfungen während der Schwangerschaft nicht empfohlen werden. Stattdessen werden sogenannte inaktivierte Impfstoffe empfohlen, bei denen das Virus selbst nicht injiziert wird, sodass kein Risiko besteht.

DO'S UND DON'TS

Eine Schwangerschaft bringt viele wunderbare Gefühle mit sich, die Sie während der 9 Monate der Schwangerschaft begleiten werden, besonders wenn Sie die ersten Tritte spüren oder das kleine Herz zum ersten Mal schlagen hören. Allerdings müssen auch viele Vorsichtsmaßnahmen getroffen werden, da sonst sowohl für die werdende Mutter als auch für den Fötus ein erhöhtes Sicherheitsrisiko besteht.

Es gibt viele Dinge, von denen man weiß, dass man sie während der Schwangerschaft vermeiden sollte, und andere, über die man nicht viel nachdenkt, die aber sehr wichtig sind. Lassen Sie uns mit den Mythen aufräumen und herausfinden, was Sie während der Schwangerschaft wirklich tun können und was nicht.

Das erste, was einem dazu einfällt, ist das Rauchen. Rauchen ist ein Laster, und als solches ist es sehr schwierig, damit aufzuhören. Man muss sich aber vorstellen, dass das, was die Mutter aufnimmt, ungefiltert auf das Baby übergeht. Besonders in den ersten Monaten ist der Fötus noch nicht gut ausgebildet, hat noch keine gut entwickelten Lungen, keine Leber und keine Nieren. Wenn das Baby geboren wird, ist es nur bereit, Milch zu sich zu nehmen, wie sollte es also vor der Geburt schon bereit sein, grundlos Rauch und Alkohol aufzunehmen? Wenn eine Frau beschließt, schwanger zu werden, oder schwanger wird, ohne es zu planen, sollte sie als Erstes sofort mit dem Rauchen aufhören. Sehen wir uns jedoch genauer an, warum das so ist. Jeder sagt Ihnen, was Sie nicht tun sollen, aber wenn Sie verstehen, warum, werden Sie vielleicht schneller aufhören und nie wieder zur Zigarette greifen.

Die größte Auswirkung, die das Rauchen haben kann, ist der Mangel an Sauerstoff, der für das Wachstum und die Entwicklung des Kindes notwendig ist. Zahlreiche Untersuchungen haben gezeigt, dass Rauchen in der Schwangerschaft eine der häufigsten Ursachen für Fehlgeburten sowie für eine erhöhte perinatale und kindliche Sterblichkeit ist. Das sind sicherlich harte und starke Worte, aber sie richten sich an Mütter, die glauben, dass selbst ein paar Zigaretten am Tag dem Baby nicht schaden können. Doch, das tut es! Und je eher das verstanden wird, desto eher kann das Schlimmste verhindert werden.

Was die Ernährung betrifft, so haben wir bereits ausführlich darüber gesprochen. Sie müssen auf nichts verzichten, Sie sollten bloß vorsichtig sein und auf eine ausgewogene Ernährung achten, damit Ihr Baby nicht zu viel Glukose aufnimmt, damit es nicht zu sehr wächst und dann bei der Geburt Probleme hat, und vor allem sollten Sie Alkohol vermeiden, um Hirnfehlbildungen und Ähnliches zu umgehen. Auch bei rohem Fleisch und rohem Fisch sollten Sie vorsichtig sein, um Salmonellen, Toxoplasmose und andere gefährliche Krankheiten zu vermeiden.

Während der Schwangerschaft ist von Anstrengungen abzuraten, vor allem in den ersten Monaten. Sies sind die heikelsten Schwangerschaftswochen, wenn die Gebärmutter noch wachsen muss, der Fötus sich noch bilden muss, die Plazenta oft niedrig ist und die Gefahr besteht, dass sie sich ablöst oder andere unangenehme Unannehmlichkeiten auftreten, die zu schwerwiegenderen Einschränkungen führen könnten, sodass viele Mütter gezwungen sind, im Bett zu bleiben, um innere Schäden zu beheben. Wenn Sie Ihre täglichen Aufgaben im Haushalt oder beim Einkaufen erledigen müssen, schieben Sie sie auf, tun Sie jeden Tag etwas, ohne sich zu sehr zu ermüden, holen Sie sich beim Einkaufen Hilfe, genau wie beim Putzen, oder erledigen Sie täglich nur einige wenige Aufgaben auf einmal.

Wenn es keine speziellen Empfehlungen von den Ärzten gibt, bewegen Sie sich oft, allerdings nicht für zu lange Zeit. Lassen Sie das Reiten oder Aerobic, aber geben Sie sich tagsüber Zeit für Spaziergänge, bewegen Sie sich auch zu Hause, liegen Sie nicht immer auf dem Sofa oder im Bett, denn das würde eine Gewichtszunahme sowie eine schlechte Haltung mit sich bringen. Der Rücken muss immer gut trainiert sein, um den Bauch zu stützen, der bald sehr viel wachsen wird. Dazu können Sie Ratgeber konsultieren, Videos ansehen oder Bücher lesen und alle Übungen finden, die in der Schwangerschaft empfohlen werden. Wenn Sie Extremsportarten betreiben, ist es ratsam, diese zu unterbrechen, da die Gefahr besteht, dass Sie schwer stürzen und ihr Baby verlieren. Beispiele dafür sind Fallschirmspringen, Reiten, aber auch einfaches Volleyball, alle Sportarten, die mit Springen oder Laufen verbunden sind und die Kontraktionsfähigkeit der Gebärmutter erhöhen können. Sie sollten auch vermeiden, sich in große Höhen zu begeben, aus denen Sie versehentlich fallen und sich ein Bauchtrauma zuziehen könnten.

Eine Sportart, die von Ärzten während der Schwangerschaft sehr empfohlen wird, ist Schwimmen, aber auch Yoga. Beide Sportarten kommen der Beckenbodenmuskulatur zugute und machen sie elastischer für die Geburt.

Eine Sache, die Sie vor und während der Schwangerschaft, aber auch danach, niemals tun sollten, ist das Lesen und sofortige Glauben von Informationen aus dem Internet, insbesondere wenn es um medizinische Anweisungen geht, aber auch von Informationen anderer Art wie um die Betreuung Ihres Kindes. Das Internet ist voll von Seiten, die von Personen geschrieben wurden, die nicht immer medizinisch oder psychologisch geschult sind. Wenn Sie also irgendwelche Zweifel haben, sollten Sie Ihren Gynäkologen, Hausarzt oder Apotheker fragen. Sie können jeden um Hilfe bitten, der sich auskennt und Sie untersuchen oder Ihnen Anweisungen und Rezepte geben kann. Dies gilt für alle Arten von Medikamenten, auch für solche, von denen Sie nicht glauben, dass sie kontraindiziert sind. Häufig wird angenommen, dass beispielsweise Cremes in Ordnung sind, weil sie am Körper angewendet werden, aber sie dringen auch in die Haut ein und gelangen dadurch in unser System.

Viele Frauen haben sich daran gewöhnt, sich das ganze Jahr über zu rasieren, und diese Gewohnheit kann beibehalten werden, solange man sich von einer Kosmetikerin helfen lässt. Manche Stellen können sich nämlich unangenehm anfühlen, und die Kosmetikerin kann Ihnen dabei bestens helfen. Auch hier ist es aus denselben Gründen wie oben besser, Wachs statt Cremes zu verwenden.

Mit der Zeit werden Sie feststellen, dass sich Ihr Bauch dehnt und dadurch Dehnungsstreifen entstehen. Um diesen vorzubeugen, können Sie Cremes und Öle verwenden, die speziell für diesen Zweck entwickelt wurden. Ein natürliches Öl, das Sie immer wieder verwenden können, ist Mandelöl, sowohl auf Bauch und Hüften als auch auf den Brüsten, um Dehnungsstreifen vorzubeugen. Natürlich sind Öle keine Wundermittel, aber wenn Ihre Haut prädisponiert ist, Dehnungsstreifen zu bekommen, helfen das Öl oder die Creme vielleicht, sie zu reduzieren oder einzudämmen.

Was das Gewicht anbelangt, so haben wir bereits darüber gesprochen, wie viel man während der Schwangerschaft zunehmen sollte, vor allem auf der Grundlage des Ausgangsgewichts, und diese Werte sollten eingehalten werden, um zu vermeiden, dass nach der Geburt noch mehr abgenommen werden muss, was dann schwieriger sein wird. Doch es wäre falsch, sich auf diesen Punkt zu fixieren. Wenn die Gewichtskontrolle zu einer Quelle von Stress wird, ist es besser, sich ein wenig zu entspannen. Es ist in Ordnung, das Gewicht zu kontrollieren, aber nicht jeden Tag, nicht mehrmals am Tag, vor allem nicht gegen Ende der Schwangerschaft, wenn das Baby schon sehr gewachsen ist und sich die zusätzlichen Kilos sicher bemerkbar machen.

Während der gesamten Schwangerschaft (und auch danach) werden sich alle in Ihrem Umfeld verpflichtet fühlen, Ihnen Ratschläge zu erteilen. Hören Sie allen zu, aber hören Sie auch auf sich selbst. Jeder kann Ihnen seine Erfahrungen schildern, aber das bedeutet nicht, dass es bei Ihnen auch so sein muss. Es gibt keine Vorschriften darüber, wie man sich zu verhalten hat oder was man kaufen sollte, abgesehen von medizinischer Beratung. Der Rest ist reine Ansichtssache, also hören Sie auf Freunde, Großmütter, Tanten und Schwiegermütter, aber machen Sie sich Ihre eigenen Gedanken. Überlegen Sie, was für Sie am besten ist, wie viel Platz Sie im Haus haben, um verschiedene mehr oder weniger nützliche Gegenstände zu kaufen, wie es um Ihre Finanzen bestellt ist. Kurz gesagt, denken Sie nicht, dass Sie alles, was andere Mütter benutzt haben, unbedingt auch benutzen müssen.

Im Folgenden werden wir sehen, welche die wichtigsten Dinge sind, die man kaufen sollte. Es gibt Mütter, die zu Hause schon künstliche Milch liegen haben, aber nicht einmal wissen, ob sie stillen werden oder nicht. Es gibt Mütter, die ein Kinderbett, eine Wiege kaufen, und dann schläft das Baby am Ende in ihren Armen. Dies sind natürlich nur kleine Beispiele, um die Hauptbotschaft zu vermitteln: Kaufen Sie nicht hundert Artikel, wenn Sie nur die Hälfte davon verwenden werden. Es ist gut, eine Liste mit Ideen zu erstellen, aber sie nur dann umzusetzen, wenn sie wirklich gebraucht werden, sonst riskieren Sie, unnötig Energie, Mühe, Geld und Platz im Haus zu verschwenden.

Lassen Sie sich nicht auf Gespräche zum Namen Ihres Kindes ein. Sie laufen Gefahr, sich von den Urteilen anderer beeinflussen zu lassen, obwohl der Name etwas ist, das Ihr Kind für immer begleitet. Die einzigen, die dem Namen zustimmen müssen, sind die Mutter und der Vater. Niemand sonst sollte sich einmischen oder seine Meinung abgeben. Um sich selbst davon zu überzeugen, denken Sie daran, dass es Milliarden von Menschen auf der Welt gibt und niemand den gleichen Geschmack hat wie ein anderer, deshalb ist es gut, wenn Sie sich als Paar vor allem beim Namen einig sind. Orientieren Sie sich am Klang des Nachnamens, an der Schreibweise oder an der Aussprache, aber nicht an der Meinung von Personen, die Ihnen nahe stehen.

Eine große Frage, die sich viele Paare während der Schwangerschaft stellen, ist, ob sie ein normales Sexualleben mit ihrem Partner führen können oder nicht. Die einzige wirkliche Antwort lautet: Wenn Sie sich dazu in der Lage fühlen, ist nichts verboten, es sei denn, Ihr Arzt rät Ihnen, diese Tätigkeit aus irgendeinem Grund vorübergehend einzustellen. Solange die Schwangerschaft gut verläuft und Sie sich dazu in der Lage fühlen, gibt es keinen Grund, auf Sex zu verzichten. Natürlich werden Sie die Positionen neu herausfinden müssen, um es bequem zu gestalten, wenn Ihr Bauch wächst, aber Sex während der Schwangerschaft ist nicht verboten. Auch in den letzten Stadien der Schwangerschaft ist es empfehlenswert, denn Sex stimuliert die Kontraktion der Gebärmutter, die es für die Geburt braucht.

Viele Frauen vermeiden es, sich im Auto anzuschnallen, weil sie befürchten, dass der Gurt im Falle eines Unfalls den Bauch einklemmt oder während der Fahrt Unbehagen verursacht. Diese Angst ist unbegründet. Sie sollten Ihren Sicherheitsgurt immer so anlegen, wie es am bequemsten ist, indem Sie den langen Teil zwischen Ihren Brüsten hindurchführen und den kürzeren Teil unter Ihren Bauch schieben, um ein Trauma im Falle eines Aufpralls zu vermeiden.

Viele Frauen pflegen ihren Körper gut und sind es gewohnt, Haarfärbemittel oder Nagellack zu verwenden. Während der Schwangerschaft ist es ratsam, sich zu erkundigen, welches Färbemittel oder welcher Nagellack verwendet werden kann, um sicherzustellen, dass keine für den Fötus schädlichen Stoffe in die Haut eindringen. Fragen Sie daher immer Ihren Friseur um Rat. Es ist sogar besser, das Färben der Haare während der neun Monate der Schwangerschaft auszusetzen und erst später wieder aufzunehmen. Was den Nagellack betrifft, so sollten Sie nicht den erstbesten kaufen, sondern Ihre Kosmetikerin um Rat fragen oder ihn direkt von ihr auftragen lassen, weil sie sicherlich die besten Produkte kennt.

Stöckelschuhe sind während der Schwangerschaft nicht verboten, aber man sollte sie nur unter besonderen Umständen tragen, da sie einen Sturz verursachen können. Ein Plateauschuh ist die beste Entscheidung, da dies für das Bein und den Fuß bequemer ist.

DIE GÄNGIGSTEN SCHMERZEN UND BESCHWERDEN UND WIE MAN SIE BEHANDELN KANN

Der Körper jeder Frau ist anders und reagiert auch anders, aber in der Schwangerschaft funktioniert er genau gleich. Nachfolgend sind die häufigsten Symptome bei Schwangeren aufgeführt, was jedoch nicht bedeutet, dass diese bei allen Schwangeren auftreten müssen. Außerdem ist jede Schwangerschaft einzigartig und anders, und wenn Sie in Ihrer ersten Schwangerschaft bestimmte Symptome hatten, kann es sein, dass Sie diese in Ihrer zweiten oder dritten Schwangerschaft nicht mehr erleben.

Amenorrhoe ist der medizinische Begriff für das Ausbleiben der Regelblutung, was natürlich zu verschiedenen Zeiten im Leben einer Frau auftreten kann: In den Wechseljahren, während der Schwangerschaft, in Stresssituationen usw. Wenn man jedoch versucht, ein Kind zu bekommen, sollte das Ausbleiben der Menstruation die erste Alarmglocke sein, die darauf hinweist, dass die Schwangerschaft vielleicht schon begonnen hat. Wenn Sie sich also ein Kind wünschen, sollten Sie Ihren Menstruationszyklus im Auge behalten und jedes Mal das Datum notieren, an dem er eintritt, auch weil das Datum Ihrer letzten Menstruation, wie wir bereits gesehen haben, zur Berechnung des ungefähren voraussichtlichen Geburtstermins herangezogen wird, der dann durch die verschiedenen Ultraschalluntersuchungen, die jedes Mal durchgeführt werden, mit einer Fehlermarge von nur einer Woche bestätigt wird.

Es ist nicht immer so, dass bei schwangeren Frauen eine Amenorrhoe auftritt. Im Folgenden erfahren Sie, welche anderen Symptome darauf hindeuten, dass Sie möglicherweise ein Baby erwarten, und dass Sie so bald wie möglich einen Test kaufen und durchführen sollten.

Zu den häufigsten Symptomen, die aber nicht unbedingt bei allen gleich sind, gehört die Übelkeit, die oft mit Erbrechen einhergeht. Wenn Sie während Ihrer ersten Schwangerschaft nicht darunter gelitten haben, muss das nicht heißen, dass es auch bei Ihrer zweiten Schwangerschaft der Fall sein wird.

Manche Mütter leiden von Anfang an unter Übelkeit und Erbrechen, bei anderen tritt dies erst nach einigen Wochen auf, bei einigen glücklichen Müttern sogar nur in seltenen Fällen, bei bestimmten Gerüchen oder Nahrungsmitteln oder nie. Die Übelkeit tritt in der Regel am Morgen auf, aber auch das ist nicht für alle Frauen die Regel: Manche leiden auch am Nachmittag oder sogar den ganzen Tag über darunter. Ihr Körper produziert das Beta-Hcg-Hormon zum Zeitpunkt der Empfängnis, es erreicht dann um die 12. Woche herum seinen Höchststand und nimmt dann ab, weshalb Übelkeit und Erbrechen nach dieser Zeit vergehen sollten. Leider ist auch dies keine feste Regel: Es gibt Frauen, die bis zum letzten Tag der Schwangerschaft von Übelkeit begleitet werden, aber das sind glücklicherweise seltene Fälle.

Gegen dieses eher unangenehme Symptom gibt es sowohl natürliche Mittel als auch einige Medikamente, die die Übelkeit verschwinden lassen können. Natürlich ist das alles subjektiv, sodass man mehrere Methoden ausprobieren muss, um zu sehen, auf welche der Körper positiv reagiert. Beginnen wir mit der leichtesten Methode, um die Übelkeit zu lindern: Am besten nehmen Sie mehrere kleinere Mahlzeiten zu sich, vermeiden es, tagsüber mit leerem Magen zu bleiben, da dies die Übelkeit eher noch verstärkt, und vermeiden fettige, gebratene oder scharfe Speisen sowie Lebensmittel und Gerüche, die Sie als störend empfinden. Schließlich können Sie versuchen, Ingwertee zu trinken, eine natürliche Methode gegen Übelkeit, die in der Regel das Problem löst.

Wenn Sie feststellen, dass Sie mit all diesen natürlichen Mitteln keine großartigen Ergebnisse erzielen, gibt es auf dem Markt Armbänder gegen Übelkeit (nicht nur Schwangerschaftsübelkeit), die innerhalb von 3 Minuten wirken. Legen Sie sie um Ihre Handgelenke, wenn die Übelkeit auftritt, und warten Sie, bis sie ihre

Arbeit getan haben. Sie kosten etwa 20 Euro und können etwa 50-mal verwendet werden, dann müssen sie ersetzt werden. Alternativ dazu werden in den Apotheken Kapseln verkauft, die nur mit ärztlicher Verschreibung erhältlich sind und die eine "Long-Release"-Wirkung haben, d. h., wenn Ihnen nachmittags übel ist, sollten Sie daran denken, sie morgens einzunehmen, und wenn Ihnen morgens übel ist, sollten Sie die Pille abends nehmen. Sprechen Sie mit Ihrem Gynäkologen, er wird Ihnen das am besten geeignete Präparat verschreiben. Dabei werden Sie gar nicht merken, dass Sie unter Übelkeit leiden, denn es wird verhindert, dass diese auftritt. Es ist also eine gute Idee, das Medikament von Zeit zu Zeit auszusetzen, um zu sehen, ob sie während der Schwangerschaftswochen auf natürliche Weise vorübergegangen ist.

Ein weiteres sehr häufiges Symptom bei schwangeren Frauen ist die ständige Müdigkeit. Schläfrigkeit tritt bereits in den ersten Wochen der Schwangerschaft auf und ist auf hormonelle und metabolische Veränderungen zurückzuführen. Dieses Symptom kann zu einem Hindernis werden, da das Verlangen nach Schlaf auch die Konzentration auf alltägliche Aufgaben erschwert, vor allem im Zusammenhang mit der Arbeit, wenn man an einen sehr angespannten Arbeitsplan gewöhnt ist. Das gesamte erste Trimester ist geprägt von wiederkehrendem Schlaf und dem Wunsch, nicht viel zu tun: Man möchte am liebsten den ganzen Tag über faulenzen. Diese Müdigkeit kann zum zweiten Trimester hin plötzlich verschwinden, wenn man sich stärker und energiegeladener fühlt, und dann wieder auftreten, wenn das Gewicht des Bauches auf dem Rücken und auf den Füßen lastet und man sich gegen Ende der Schwangerschaft nur noch schwer bewegen kann. Versuchen Sie, wenn möglich, die Müdigkeit durch Schlafen am Nachmittag auszugleichen. Sprechen Sie mit Ihrem Gynäkologen oder Ihrer Gynäkologin, damit er oder sie einschätzen kann, ob es notwendig ist, bestimmte Dinge wie z. B. Eisenmangel, zu untersuchen.

Ein häufiges Symptom, das bei Frauen große Ängste auslösen kann, aber oft nicht mit etwas Ernstem in Verbindung gebracht wird, sind Schmierblutungen, d. h. kleine Blutstropfen, die in der Regel nur gering und viel seltener sind als im Menstruationszyklus. Der Zeitraum, in dem dieses Phänomen auftreten kann, liegt in den ersten Wochen der Empfängnis und ist sehr kurz. Wenn Sie Zweifel an der Art des Ausflusses haben, ist es auf jeden Fall besser, sich untersuchen zu lassen, Ihren Gynäkologen anzurufen, der Sie so schnell wie möglich untersuchen wird, oder in die Notaufnahme zu gehen, wo man sich vergewissern wird, dass alles in Ordnung ist. Oft sind sich die Frauen dieser Blutungen nicht bewusst, sie wissen nicht, wie sie sie erkennen können, sodass sie mit einem Menstruationszyklus verwechselt werden können, oder sie sind erschrocken, weil sie denken, dass es sich um Verluste anderer Art handelt, also sehen wir uns an, wie man sie erkennt. Es ist wichtig, auf diese Aspekte zu achten:

- Farbe: Sie ist in der Regel dunkler als der Menstruationszyklus, eher braun als leuchtend rot, und das kann man mit bloßem Auge erkennen.
- Die Menge: Man sollte sie nicht mit dem Menstruationszyklus verwechseln, manchmal sind es sogar nur ein paar Tropfen oder ein kleiner Fleck oder Abstrich Blut.
- Dauer: in der Regel 1 bis 3 Tage

Ein weiteres Gefühl, das sich in den ersten Wochen der Schwangerschaft einstellt, ist, was wir alle mit dem Einsetzen des Menstruationszyklus erleben: die schmerzende Brust. Bei fast allen Frauen schwillt sie sofort an und fühlt sich schmerzhaft an. Gleichzeitig werden die Brüste sehr empfindlich, sodass es unmöglich ist, sie zu berühren, und oft ist es sogar unangenehm, wenn sie mit der Kleidung in Berührung kommen. Im ersten Trimester werden Sie auch eine weitere Veränderung der Brust bemerken, nämlich dass der Warzenhof um die Brustwarze herum dunkler wird und bald kleine runde Drüsen, die sogenannten Montgomery-Wülste, um sie herum erscheinen. Sie haben eine ganz bestimmte Funktion: Sie halten die Haut der Brust weich und feucht und desinfizieren die Brustwarze und den Warzenhof, sodass die Frau, wenn sie ihr Kind füttern muss, dem Kind kontaminationsfreie Milch geben kann, was ein sicheres Stillen für das Kind ermöglicht. Ab dem zweiten Trimester können Sie an Ihren Brustwarzen kleine gelbliche Sekrete finden, das so genannte Kolostrum, die erste Flüssigkeit, die die Brust produziert, um sich auf das Stillen des kommenden Babys vorzubereiten. Es kann sein, dass das Kolostrum nie während der Schwangerschaft auftritt, sondern erst kurz nach der Geburt produziert wird. In den ersten Tagen ist sie die Hauptnahrungsquelle für das Baby, und erst später wird sie in Muttermilch umgewandelt.

Auch wer noch nie Probleme mit dem Darm hatte, kann während der Schwangerschaft darunter leiden: Durch die Hormone kann es sofort zu der für die Schwangerschaft typischen Verstopfung kommen, und es kann auch zu Durchfallschüben kommen. Die Ursachen für diese Erscheinungen können vielfältig sein, natürlich spielen die Hormone immer eine Rolle, aber auch veränderte Essgewohnheiten, das Gewicht des Bauches und andere Faktoren haben ihren Anteil daran. Die Ernährung kann bei der Bekämpfung der Verstopfung von grundlegender Bedeutung sein: Durch die Aufnahme von pflanzlichen Ballaststoffen, Wasser und

Gemüse können Sie versuchen, das Problem zu lösen, auch weil Sie sonst das Risiko eingehen, dass Hämorrhoiden auftreten, und es andere Probleme und Schmerzen gibt, die gelöst werden müssen. Wie immer ist es besser, vorzubeugen als zu heilen.

Die meisten Frauen leiden unter mehr oder weniger häufigen Stimmungsschwankungen, die von lautem Lachen bis zu verzweifeltem Weinen reichen, ein Symptom, das auch bei schwangeren Frauen sofort auffällt. Der arme Partner weiß oft nicht, was er tun soll, um zu verstehen, was Frauen in diesem Moment fühlen und wie er Sie trösten kann. All dies ist immer eine Folge der Hormone, die während der Schwangerschaft einen sehr starken Einfluss auf die ohnehin schon komplexe Psyche einer Frau haben.

Es ist möglich, dass Schwangere unter Reizbarkeit und Launenhaftigkeit leiden, begleitet von Traurigkeit, die sich mit gegensätzlichen Stimmungen von Glück und Euphorie abwechseln. Es ist schwierig, fröhlich und positiv zu bleiben, wenn man von morgens bis abends erschöpft und müde ist, vor allem in den ersten 12 Wochen. Die Müdigkeit wird durch die Hormone und die großen Veränderungen, die die Frau in ihrem Körper und in ihrem Tagesablauf akzeptiert, noch verstärkt, angefangen bei Übelkeit, Erbrechen, Konzentrationsschwäche und der Aufrechterhaltung der täglichen Verpflichtungen wie Arbeit, Hausarbeit und stressigen Terminen, die es zu bewältigen gilt, was noch schwieriger wird, wenn man noch andere Kinder zu betreuen hat. In solchen Fällen bessert sich die Stimmung keineswegs, sie kann sich nur weiter verschlechtern. Das Gleiche passiert gegen Ende der Schwangerschaft, wenn andere Probleme ans Licht kommen: Dass man keine bequeme Position zum Schlafen findet, dass man viel Schlaf braucht und ihn nicht genießen kann, weil man zugenommen hat, dass man Schmerzen hat, müde ist, und dann kommen die vorbereitenden Wehen. In diesem Fall spielt der Partner eine grundlegende Rolle, zusammen mit den Menschen, die der schwangeren Frau nahe stehen. Nun brauchen Sie einen Partner und Freunde, die Ihnen beistehen, die Ihnen helfen und Sie unterstützen, die Sie nicht für einen "Jammerlappen" halten. Es gibt auch Leitfäden für Partner, die speziell geschrieben wurden, damit diese verstehen, in welchem Gemütszustand sie ihre Partnerinnen vorfinden können, um ihm zu erklären, wie normal die plötzlichen Stimmungsschwankungen oder die Müdigkeit oder das Jammern sind. Auf biologischer Ebene steigt während der neun Monate das Angstniveau im Gehirn einer Frau, vor allem wenn es die erste Schwangerschaft ist und sie nicht weiß, was sie von der Geburt und dem Wochenbett zu erwarten hat. Die größte Angst ist zum Beispiel, dass sie während der Wehen sehr leidet oder dass bei der Geburt etwas schief geht. Natürlich sind das alles berechtigte Ängste, aber deshalb ist es gut, sich vorher zu informieren und die Methoden zu verstehen, um vorbereitet in die Geburt zu gehen, zu wissen, wie man im Moment der Wehen atmet, in welcher Position man die Schmerzen lindern kann und wie die Geburt abläuft, ab wann die aktive Wehentätigkeit berechnet wird und wie viel Zeit vergeht, bis die Epiduralanästhesie eingesetzt werden kann. Der wichtigste Rat in diesem Fall ist die Teilnahme an einem Geburtsvorbereitungskurs in dem Krankenhaus, in dem Sie entbinden möchten, oder in der örtlichen Gesundheitsberatungsstelle. In diesen Kursen sprechen Sie direkt mit Hebammen, Psychologen und allen Personen, die Ihnen während der Geburt nahe stehen können. Die Hebamme wird Ihnen nicht nur erklären, wie die Geburt abläuft und welche Rolle sie dabei spielen wird, sondern die Psychologin wird Ihnen auch helfen zu verstehen, ob Sie unter dem Babyblues oder einer postnatalen Depression leiden, sie wird Ihnen helfen zu verstehen, wie Sie die Pathologien erkennen und wie Sie damit umgehen können, vor allem, wie Sie um Hilfe bitten und wie Sie sich helfen lassen können, damit Sie die ersten Momente mit Ihrem Baby genießen können.

Der Fötus spürt jede Emotion der Mutter. Zahlreiche Studien haben gezeigt, dass die vom Körper der schwangeren Mutter freigesetzten Hormone in die Gebärmutter gelangen und sich auf das Baby auswirken: Der Stress der Mutter aktiviert das Hormonsystem des Babys und beeinflusst die Entwicklung seines Gehirns. Deshalb ist es sinnvoll, Methoden zur Verbesserung des psychischen Wohlbefindens anzuwenden. Das ist wichtig für die Mutter und vor allem für das Baby. Studien haben ergeben, dass bei Kindern, bei denen Mütter während der Schwangerschaft sehr ängstlich waren, das Immunsystem in den ersten sechs Lebensmonaten gegenüber Impfstoffen geschwächt ist, verglichen mit Kindern von entspannteren Müttern. Eine sehr nützliche Praxis ist die Meditation, die die Ängste der Mütter stark reduziert. Es gibt Kurse oder Apps für unsere Smartphones, die man herunterladen und zu Hause entspannt anhören kann.

Stimmungsschwankungen und Stress sind in der Schwangerschaft keine Seltenheit, und Experten raten, wie Frauen mit diesen Ängsten umgehen können. Das erste, worauf man achten sollte, ist eine gesunde Ernährung, damit nichts unverdaut im Magen liegt. Bewegung ist ein hervorragendes Mittel gegen Stress, sie macht gute Laune und vertreibt schlechte Gedanken, vor allem zu Musik macht, die von negativen Gedanken ablenkt, noch besser, wenn man sie im Freien macht. Außerdem brauchen Sie in der Schwangerschaft mehr Ruhe als sonst. Wenn Sie also nachts nicht schlafen können, ist es besser, dies tagsüber nachzuholen, wenn möglich. Wenn Sie sich den Stimmungsschwankungen ausgeliefert fühlen, teilen Sie Ihr Unbehagen Ihren Freunden, Ihrer Mutter, Ihrem Partner oder anderen Personen mit, denen Sie nahe stehen, damit sie versuchen können, Ihre Gefühle zu verstehen. Erklären Sie ihnen, dass dies ein normales Schwangerschaftssymptom ist und dass es nicht daran liegt, dass Sie wütend auf sie sind, wenn Sie schlecht auf sie reagieren. Wenn Sie mit jemandem darüber sprechen, werden Sie sich erleichtert und während der neun Monate in dessen Nähe mehr wertgeschätzt fühlen. Das Wichtigste in dieser Situation ist, sich niemals falsch oder unzulänglich zu fühlen. Wenn man diese Symptome kennt und weiß, dass sie bei allen schwangeren Frauen auftreten, sollte man sich besser fühlen und sich bewusst werden, dass es völlig normal ist, in dieser Lebensphase so zu reagieren.

In welchen Fällen sollten Sie sich an einen Spezialisten wenden? Manchmal verstehen die Menschen in Ihrem Umfeld das Problem nicht ganz, oder Sie haben das Gefühl, es selbst nicht ausreichend zu verstehen. Oft gibt es bestimmte Symptome, die man abwarten sollte, und wenn sie auftreten, sollten Sie nicht zögern, professionelle Hilfe zu suchen. Insbesondere, wenn Sie feststellen, dass Sie unter diesen Symptomen leiden:

- Anhaltende Traurigkeit, Wut ohne ersichtlichen Grund
- Sie haben Konzentrationsschwierigkeiten und leiden manchmal unter Panikattacken
- Sie schlafen wenig, schlecht und haben tagsüber kein Interesse an den Dingen, die Ihnen normalerweise Spaß machen.
- Die Vorstellung, Mutter zu werden, macht Ihnen Angst, Sie machen sich Sorgen um die Gesundheit des Babys, wissen nicht, wie Sie sich darum kümmern sollen, wissen nicht, wie Sie die Geburt bewältigen sollen...
- Wenn Sie bemerken, dass Sie einen beschleunigten

Herzschlag, Muskelverspannungen, beängstigende und wiederkehrende Gedanken haben

Sie können diese Gedanken mit einer Hebamme oder einem Arzt in Ihrer örtlichen Gesundheitsberatungsstelle teilen, der Sie an einen Psychologen oder Psychotherapeuten verweisen wird, der Ihnen auf Ihrem Weg helfen und Sie bestmöglich behandeln kann. Sie sollten diesen aufregenden Moment im Leben genießen. Wenn nicht, ist es besser, rechtzeitig zu handeln, als passiv unter der Stimmung zu leiden.

Eine häufige Erscheinung, die wir im Laufe unserer Tage bemerken können, sind Bauchschmerzen, zu Beginn der Schwangerschaft können sie mit Darmbeschwerden zusammenhängen, später können es die Bewegungen des Babys sein. Wenn es wächst und an Gewicht zunimmt, kann es in unbequeme Positionen geraten und empfindliche Nerven wie den Ischiasnerv berühren. Dies ist ein weiterer sehr häufiger Schmerz in der Schwangerschaft, 9 von 10 Frauen leiden darunter. Wenn er also auftritt, sollten Sie versuchen zu verstehen, was es ist. Es handelt sich um einen Schmerz, der im Rücken (Lendenwirbelsäule) beginnen und über das Gesäß, den Oberschenkel, das Knie, die Wade bis hinunter zum Fuß gehen kann. Der Ischiasnerv besteht aus mehreren Kanälen. Sie müssen nicht unbedingt in allen oben genannten Körperteilen Schmerzen verspüren. Sollten Sie vor Schmerzen stark leiden, wenn Sie in einer bestimmten Position stehen, dann sollten Sie in erster Linie einen Osteopathen oder Physiotherapeuten aufsuchen, der in der Lage ist, die Schmerzen zu lindern und Ihnen zu erklären, welche Positionen zur Schmerzlinderung ideal sind. Die Schmerzen können manchmal so stark sein, dass man nicht schlafen oder sich normal aufsetzen kann. Deshalb ist es gut, professionellen Rat einzuholen und nicht darauf zu warten, dass die Krankheit von alleine vorbeigeht. Manchmal hält er einige Wochen an, aber es gibt auch Frauen, die ihn bis zum Ende ihrer Schwangerschaft spüren. Wenn dieser Schmerz also behoben werden kann, ist es besser, sofort zu handeln.

Ein Grund zur Sorge für viele Frauen ist die Leucorrhoea gravidarum, die durch weißen oder durchsichtigen Ausfluss gekennzeichnet ist. Manchmal tritt sie schon früh in der Schwangerschaft auf, manchmal aber auch erst später. Dies ist ein normales Phänomen nach der Empfängnis, aber viele Frauen wissen nicht, was sie zu erwarten haben und sind vielleicht beunruhigt, wenn sie diesen Ausfluss bemerken. In jedem Fall ist es ratsam, den Frauenarzt zu informieren, wenn der Ausfluss schlecht riecht oder von Brennen oder Juckreiz begleitet wird. In diesem Fall kann eine Infektion vorliegen, die behandelt werden muss.

Eine Unannehmlichkeit, die mit der Zeit sicherlich auftreten wird, wenn der Bauch sich ausdehnt, ist das häufige Wasserlassen, aber dies ist ganz normal, da die Gebärmutter auf die Blase drückt. Sie werden sich selbst dabei ertappen, wie Sie sich Gedanken darüber machen, je nachdem, wohin Sie gehen, wie lange Sie ohne Toilettengang auskommen und ob der Ort, an den Sie gehen, es Ihnen erlaubt, Ihre Blase zu entleeren, wenn Sie müssen.

All diese Symptome treten natürlich nicht auf einmal auf, und sie müssen auch nicht unbedingt vorkommen. Es gibt Frauen, die keine einzige der oben genannten Beschwerden haben, aber ich habe trotzdem einen Leitfaden zusammengestellt, um Sie darauf aufmerksam zu machen, was in den neun Monaten auf Sie zukommen kann.

MÖGLICHE RISIKEN UND KOMPLIKATIONEN

Eine Schwangerschaft bringt in der Regel keine schwerwiegenden Komplikationen mit sich, wenn es keine Vorbedingungen dafür gibt, aber sehen wir uns einmal an, welche häufigen Risikobedingungen bei werdenden Müttern am ehesten zu finden sind. Der nachstehende Leitfaden soll Frauen informieren, die mit den folgenden Fällen nicht vertraut sind, aber es ist vor allem wichtig zu wissen, dass diese Komplikationen in den meisten Fällen leicht verhindert oder geheilt werden können, wenn man sich den richtigen Untersuchungen unterzieht.

Das Alter der Mutter spielt eine wichtige Rolle, denn das "sicherste" Alter für einen Kinderwunsch liegt zwischen 22 und 34 Jahren. Natürlich kann es auch in diesem Alter zu Komplikationen kommen, aber vor und nach diesem Zeitpunkt sind Komplikationen fast vorprogrammiert.

Mädchen im Teenageralter haben eine hohe Rate an Präeklampsie, vorzeitigen Wehen und Anämie, die zu einem verzögerten Wachstum des Fötus führt. Der Grund dafür ist, dass Mädchen in diesem Alter dazu neigen, die Sorgfalt, die sie sich selbst und ihrem Baby zukommen lassen sollten, zu unterschätzen und vielleicht weiterhin zu rauchen, Alkohol zu trinken oder nicht gut über die Vorsorgeuntersuchungen und -maßnahmen während der neun Monate der Schwangerschaft informiert zu sein.

Frauen, die sich im Alter von über 35 Jahren entscheiden, Mutter zu werden, sind sich hingegen vieler Facetten bewusst, aber hier kommt etwas anderes ins Spiel: Wegen des "fortgeschrittenen" Alters in diesem Bereich können sie nämlich leichter an Krankheiten wie Schwangerschaftsdiabetes erkranken oder Komplikationen während der Geburt erleiden, sie können eine

Plazentaablösung, eine Totgeburt und eine Plazenta previa erleiden. Außerdem steigt mit zunehmendem Alter der Mutter das Risiko von Chromosomenanomalien beim Fötus, sodass ein Gentest obligatorisch ist, um den Prozentsatz des diesbezüglichen Risikos vorherzusagen. Die Zahlen sprechen für sich, weshalb es sinnvoll ist, dies zu dokumentieren und zu überprüfen:

- 26-jährige Schwangere mit Down-Syndrom-Risiko 1/1176 und Chromosomenanomalien 1/476
- 30-jährige Schwangere mit Down-Syndrom-Risiko 1/952 und Chromosomenanomalien 1/384
- 34-jährige Schwangere mit Down-Syndrom-Risiko 1/500 und Chromosomenanomalien 1/238
- 36-jährige Schwangere mit Down-Syndrom-Risiko 1/294 und Chromosomenanomalien 1/156
- 38-jährige Schwangere mit Down-Syndrom-Risiko 1/175 und Chromosomenanomalien 1/102
- 41-jährige Schwangere mit Down-Syndrom-Risiko 1/82 und Chromosomenanomalien 1/53
- 45-jährige Schwangere mit Down-Syndrom-Risiko 1/30 und Chromosomenanomalien 1/21

Diese kleine Übersicht zeigt die Statistiken für Frauen in Abhängigkeit von ihrem Alter, die ein Kind mit einer Chromosomenanomalie oder speziell dem Down-Syndrom bekommen. Je älter Sie werden, desto wichtiger ist es daher, diese Tests jetzt durchzuführen. Das Risiko, ein Kind mit Chromosomenanomalien zu zeugen, steigt, wenn es in der Familie weitere solche Fälle gibt. Wenn Sie sich diesem Test unterziehen, werden Ihnen Fragen zu nahen Familienmitgliedern gestellt.

Früher kannte man nur die Fruchtwasseruntersuchung, doch heute gibt es weniger invasive Tests, die jede Mutter um die 12. Schwangerschaftswoche durchführen lassen sollte. Es ist notwendig, bis zur 12. Schwangerschaftswoche zu warten, denn vor diesem Zeitpunkt würde bei einer Blutentnahme nur die DNA der Mutter nachgewiesen werden, sodass es nicht möglich wäre, etwas festzustellen. Um diese Woche herum beginnt der Fötus jedoch zu wachsen und seine eigene DNA zu entwickeln, und es wird eine Blutprobe entnommen, um zwischen der DNA der Mutter und der des Babys zu unterscheiden. Die Ergebnisse dieser Untersuchung, die sehr schnell durchgeführt wird (maximal 5 Arbeitstage), können sowohl das Geschlecht des ungeborenen Kindes als auch eine ganze Reihe wichtiger Informationen über die Chromosomen offenbaren. Es gibt verschiedene Arten von Tests, die alle sehr zuverlässig sind und eine Falsch-Positiv-Rate von weniger als 0,1 % haben. Sie können wählen, welchen Test Sie durchführen lassen wollen, wobei die Kosten zwischen 500 und 1300 Euro variieren:

- Pränataler Safe 3: zum Screening auf Aneuploiden an den Chromosomen 13, 18 und 21 (Down-, Edwards- und Patau-Syndrom)
- Pränataler Safe 5: zum Screening auf Aneuploiden an den Chromosomen 13, 18, 21, X und Y (Down-Syndrom, Edwards-Syndrom, Patau-Syndrom, Turner-Syndrom, Trisomie X, Klinefelter-Syndrom und Jacobs-Syndrom)
- Prenatal Safe Plus: erweitert das Potenzial von Prenatal Safe 5 um die Untersuchung der Aneuploiden 9 und 16 sowie von sechs Mikrodeletionssyndromen (DiGeorge-Syndrom, Cri-Du-Chat, Prader-Willi, Angelman, 1p36-Deletion, Wolf-Hirschorn-Syndrom).

Dies sind die grundlegenden Tests, aber es gibt auch andere, spezifischere pränatale Tests, die empfohlen werden, wenn es Fälle bei nahen Verwandten gibt, und die ein Screening für den fetalen Karyotyp, andere Mikrodeletionssyndrome und die Erkennung schwerer genetischer Krankheiten beim Fötus umfassen.

Ein weiterer Risikofaktor in der Schwangerschaft ist sicherlich der Bluthochdruck, und es gibt Frauen, die schon vor der Empfängnis daran leiden, und Frauen, die das Problem nach der 20. Schwangerschaftswoche haben. Unabhängig davon, ob die Frau bereits vor der Empfängnis darunter leidet oder ob es sich um ein Problem handelt, das sich im Laufe der Zeit entwickelt, erhöht Bluthochdruck das Risiko einer fetalen Wachstumsrestriktion, da er den Blutfluss von der Gebärmutter zur Plazenta verringert, sowie von Präeklampsie und Eklampsie und ungünstigen mütterlichen und fetalen Ergebnissen.

Wenn eine Frau bereits vor der Empfängnis an Bluthochdruck leidet, sollte sie sich über die mit der Schwangerschaft verbundenen Risiken informieren und sofort mit den pränatalen Untersuchungen beginnen. Die Behandlung von Bluthochdruck in der Schwangerschaft umfasst die Messung der Nierenfunktion, Augenuntersuchungen, kardiovaskuläre Untersuchungen usw.

Ein weiterer Risikofaktor für Mutter und Kind ist Diabetes mellitus oder Schwangerschaftsdiabetes, der mit zunehmendem Grad der Fettleibigkeit ansteigt. Insulinabhängiger Diabetes, der bereits vor der Empfängnis besteht, erhöht das Risiko von Pyelonephritis, Ketoazidose, Präeklampsie, fetalem Tod, fetalen Missbildungen, fetaler Makrosomie (fetales Gewicht über 4,5 kg) und erfordert mit ziemlicher Sicherheit Kaiserschnitt und Frühgeburt. In diesen Fällen wird sofort ein Diabetologe konsultiert, der die Schwangere während der gesamten Schwangerschaft begleitet und Woche für Woche die täglichen Blutzuckerwerte für jede Mahlzeit auswertet und beurteilt, ob zusätzlich zu einer speziellen Diät eine Behandlung mit Metformin, Insulin oder etwas anderem eingeleitet werden sollte, um die Blutzuckerwerte stabil zu halten und keine hohen Risiken für den Fötus einzugehen.

Das Screening auf Schwangerschaftsdiabetes wird routinemäßig zwischen der 24. und 28. Schwangerschaftswoche durchgeführt und auf das erste Trimester vorgezogen, wenn eine Frau die folgenden Risikofaktoren aufweist:

- Gestationsdiabetes in einer früheren Schwangerschaft
- Ein makrosomisches Kind in einer früheren Schwangerschaft
- Familienanamnese von nicht insulinabhängigem Diabetes
- Ungeklärter fötaler Verlust
- Body-Mass-Index größer als 30 kg pro m2
- Ethnische Zugehörigkeit, in der Diabetes häufig vorkommt (mexikanische Amerikaner, amerikanische Inder, Asiaten usw.)

Das Screening auf Schwangerschaftsdiabetes beginnt mit einem 3-stufigen Glukosebelastungstest (die bekannte Blutzuckerkurve), bei dem in der Regel eine Blutprobe auf nüchternen Magen, dann 1 h nach Glukoseaufnahme, 2 h danach und schließlich 3 h danach entnommen wird. Die verwendete Glukosebelastung beträgt 100 g.

Ein weiterer sehr wichtiger Risikofaktor sind sexuell übertragbare Krankheiten. Fötale Syphilis im Mutterleib kann zum Tod des Fötus, zu angeborenen Missbildungen und zu sehr schweren Behinderungen führen. Bakterielle Vaginose und genitale Chlamydieninfektionen können das Risiko eines vorzeitigen Blasensprungs und vorzeitiger Wehen erhöhen. Darüber hinaus können bei der ersten Schwangerschaftsuntersuchung HIV-Infektionen, Hepatitis B, Syphilis, Chlamydien und Gonorrhö festgestellt werden, und es wird ein Screening auf diese Krankheiten durchgeführt. Diese Untersuchungen sollten während der Schwangerschaft und auch bei der Entbindung wiederholt werden, wenn ein solches Risiko besteht. Schwangere Frauen mit einer dieser Infektionen werden mit antibakteriellen Medikamenten behandelt. Zidovudin und Nevirapin werden HIV-infizierten Frauen verabreicht, um das Risiko einer Übertragung der Krankheit auf den Fötus um zwei Drittel zu verringern.

Während der Schwangerschaft werden Tests durchgeführt, um das Vorhandensein von Harnwegsinfektionen festzustellen, und es kann eine Pyelonephritis festgestellt werden, die das Risiko eines vorzeitigen Blasensprungs, vorzeitiger Wehen und eines Atemnotsyndroms bei Neugeborenen erhöht. Frauen mit dieser Infektion werden zur Beurteilung der Therapie mit Urinkultur und Antibiogramm sowie zur Überwachung der Hydratation und zur Verabreichung spezifischer Antibiotika aufgenommen. Sie verschwindet normalerweise innerhalb von 7-10 Tagen. Während der gesamten Schwangerschaft werden Prophylaktika und Antibiotika und natürlich Urinkulturen eingesetzt.

Bei Frauen gibt es strukturelle Anomalien der Gebärmutter und des Gebärmutterhalses, die zu Problemen wie Fehlgeburten im zweiten Trimester, vorzeitigen Wehen, dystopischen Wehen, d.h. verlängerten Wehen oder der Notwendigkeit eines Kaiserschnitts führen können.

Ein sehr häufiger Risikofaktor für fötale Fehlbildungen, insbesondere von Organen, die zwischen der zweiten und achten Schwangerschaftswoche auftreten, ist die Exposition gegenüber

Teratogenen wie Drogen, Infektionen und physikalischen Einwirkungen. Zu den häufig verwendeten Substanzen, die teratogen sein können, gehören Alkohol, Tabak, Kokain und viele verschreibungspflichtige Medikamente. Zu den Infektionen, die teratogen sein können, gehören Röteln, Windpocken, Syphilis, Toxoplasmose, Zytomegalie-Virus-Infektionen, Herpes simplex-Virushepatitis und andere.

Zu den weniger bekannten, aber sehr gefährlichen Dingen, die Schwangere auf keinen Fall einnehmen sollten, gehört Quecksilber. Tatsächlich kann Quecksilber z. B. in Meeresfrüchten für den Fötus giftig sein. Seien Sie also vorsichtig mit dem Verzehr bestimmter quecksilberhaltiger Fischsorten und Schalentiere:

- Vermeiden Sie Torpedobarsche aus dem Golf von Mexiko, Hai, Schwertfisch, Königsmakrele
- Reduzieren Sie den Verzehr von Weißem Thun auf 113 g pro Woche (eine durchschnittliche Mahlzeit)
- Verzehren Sie maximal 350 g, verteilt auf 3 Mahlzeiten, von Meeresfrüchten im Allgemeinen, einschließlich Scholle, Garnelen, Thunfisch in Dose, Lachs, Kabeljau, Tilapia, Wels.

Ein Problem, das während der Schwangerschaft auftreten kann, ist überschüssiges Fruchtwasser, das zu schwerer mütterlicher Atemnot und vorzeitigen Wehen führen kann. Zu den Risikofaktoren gehören unkontrollierter mütterlicher Diabetes, Mehrlingsschwangerschaften und fötale Fehlbildungen.

DIE BESTEN APPLIKATIONEN FÜR IHR HANDY

Viele Mütter wissen nicht, dass es kostenlose Anwendungen gibt, die sie kostenlos auf ihr Smartphone herunterladen können. Es handelt sich um kostenlose Anwendungen, die hauptsächlich dazu dienen, die Schwangerschaft über die Tage, Wochen und Monate hinweg zu verfolgen. Diese Anwendungen ermöglichen es, die Entwicklung des Babys zu verfolgen, und erklären Ihnen im Detail, welche Veränderungen Woche für Woche im Baby, in Ihrem Bauch oder in Ihrem Körper stattfinden. Einige davon sind sehr gut strukturiert und ermöglichen es, persönliche Daten zu erfassen, wie z. B. Ihr Gewicht von Woche zu Woche, oder Fotos von Ihrem Babybauch Monat für Monat anzuhängen. Werfen wir einen Blick auf einige der besten, die sowohl für Android als auch für iOS verfügbar sind.

Wenn Sie sich eingehender mit der gesamten Schwangerschaftsphase befassen möchten, empfehle ich Ihnen eine sehr gut strukturierte und ausführliche Informations-App, die "Schwangerschaft+" heißt. Diese App ermöglicht es Ihnen, Ihre Schwangerschaft Woche für Woche, Monat für Monat, aber auch Tag für Tag zu verfolgen. Sie liefert detaillierte Informationen darüber, wie sich der Körperbau der Mutter verändert, wie sich Ihr Baby entwickelt, und sie gibt Ihnen Informationen auf einer Zeitachse, die Ihnen zeigt, in welcher Schwangerschaftswoche das Baby anfängt, Stimmen zu hören, in welcher Woche Sie den ersten Tritt erwarten können. Sie werden dadurch viele lustige Fakten erfahren. Die App "Schwangerschaft+" ist auch sehr interessant, um mit dem Partner wöchentlich das Schwangerschaftstagebuch zu konsultieren, da es viele Erklärungen über das Verhalten und die Veränderungen der werdenden Mutter enthält und auch Tipps für den Partner gibt. Wann man körperlich und wann seelisch helfen kann, was man tun kann, um die Schmerzen der Frau während der Schwangerschaft zu lindern, aber auch während der Wehen, wenn er oder sie diesen schönen Moment voller Emotionen miterleben möchte. In der Zwischenzeit können Sie sich die Zeit vertreiben, indem Sie die verschiedenen Termine im Kalender der App notieren, zumindest die wichtigsten Besuche. Und da man viel zu tun hat und Gefahr läuft, etwas zu vergessen, enthält die App eine Checkliste mit den Dingen, die in die Kliniktasche der Mutter sollten, und dasselbe gilt für die Tasche des Partners und des Babys. Die Liste enthält all die Dinge, an die man nicht denkt, wenn man für ein paar Tage ins Krankenhaus muss. Sie rät zum Beispiel, etwas Kleingeld mitzunehmen, damit man sich an den Automaten etwas holen kann, wenn die Bar geschlossen ist oder man sofort etwas braucht. Ein Ratschlag, der wirklich unbezahlbar ist, ist, an die Kleidung für die Heimreise zu denken und vielleicht ein wenig Make-up, denn wir Mütter denken jetzt an Umstandskleidung, die locker genug ist, um unserem Bauch zu entsprechen, oder vielleicht an Slips, die speziell für die Geburt und die daraus resultierenden Verluste entwickelt wurden, aber wenn wir nach Hause kommen, möchten wir uns vielleicht ein wenig besonders fühlen nach der schwierigen Erfahrung, die wir gerade gemacht haben. Frischgebackene Mütter denken darüber vielleicht nicht nach, und es könnte schön sein, den Eyeliner dabei zu haben und ihn benutzen zu können, wenn man zum ersten Mal mit seinem Baby im Arm in die Welt hinausgeht. Ein weiterer, nicht zu unterschätzender Vorteil der App besteht darin, dass Sie jeden Gegenstand in Ihrer Tasche virtuell "abhaken" können, sodass Sie die Liste der Dinge, die Sie mit sich führen müssen, noch weiter reduzieren können. Auf diese Weise wird der Mutter, die kurz vor der Geburt steht und bereits von Hunderten von Gedanken überwältigt ist, sehr geholfen, oder sie wird zumindest von all der Sorge befreit, die mit der Frage verbunden ist: „Habe ich etwas vergessen?" Es ist die typische Frage, wenn man auf eine Reise geht, und dies ist die anspruchsvollste Reise von allen, weil Sie ein Neugeborenes bei sich haben werden und sich darum kümmern müssen, sodass Sie es sich nicht leisten können, Kleidung, Socken oder den Mantel zu vergessen, um ihr Baby mit nach Hause zu nehmen, falls Sie im Winter gebären.

Eine phänomenale Sache an dieser Anwendung ist außerdem, dass sie sich nach der Geburt automatisch aktualisiert, und wenn Sie versuchen, die Anwendung erneut aufzurufen, wird sie Ihnen sagen, dass Sie die Reise mit Ihrem Neugeborenen mit einer anderen Anwendung namens "Baby+" fortsetzen können, und diese Anwendung ermöglicht es Ihnen auch, durch eine Zeitleiste alle Fortschritte Ihres Babys zu verfolgen, wann es den ersten Zahn bekommt, wann es seine ersten Schritte macht, wann es zum ersten Mal lächelt und vieles mehr.

Das Tolle an dieser Anwendung ist, dass Sie sie mit dem Namen und dem Foto Ihres Babys personalisieren können. Außerdem können Sie alle Daten Ihres Babys notieren, wie viele Windeln Sie pro Tag wechselt, wann es zuletzt gefüttert wurde, ob es an der Brust oder mit dem Fläschchen gefüttert wurde und wie viel Milliliter Milch es getrunken hat. Wenn es anfängt zu schlafen, können Sie den Timer starten und stoppen, wenn es aufwacht, sodass Sie seinen Schlaf überwachen und zusammen mit Experten verstehen können, ob es genug schläft, guten Stuhlgang hat und genug isst. Sie können sogar jedes Mal, wenn ein Zahn auf der vorgedruckten Zahnkarte erscheint, einen Zahn "einfärben", Sie können sein erstes Lächeln, sein erstes Wort, die ersten Schritte usw. notieren, und schließlich, wenn das Baby groß ist, können Sie die Anwendung bitten, eine PDF-Datei zu exportieren, die von jedem Drucker mit dem Bericht all dieser Daten ausgedruckt werden kann, sodass Sie sie unter Ihren wertvollsten Erinnerungen aufbewahren können. Ich glaube, dass diese Anwendung, wenn sie richtig zusammengestellt und konsultiert wird, eine perfekte Alternative zu den Büchern ist, über die wir vorhin gesprochen haben, wenn es um die Notizen geht, die wir über unser Kind machen können, damit es sie lesen kann, wenn es erwachsen ist. Durch die App ist alles viel einfacher und unmittelbarer, man muss nur entscheiden, ob man die Dinge ausfüllen möchte oder nicht.

DIE GEBURT - WIE MAN SICH DARAUF VORBEREITET UND SIE BEWÄLTIGT

Um den fünften Monat herum spüren Sie vielleicht die ersten Bewegungen unseres Babys, das sich in Ihrem Bauch dreht und bewegt, und Sie werden aus erster Hand erfahren, dass dies eines der magischsten Gefühle der Welt ist. Und in diesem Moment beginnt Ihr Gehirn zu begreifen, dass sich dieses kleine Wesen jetzt in Ihrem Bauch bewegt. Schon in wenigen Monaten wird es Ihnen in der Außenwelt bewegen, ein absolutes Wunder. Ich werde Ihnen zeigen, wie Sie in der ersten Zeit damit umgehen sollten, was Ihr Baby in den ersten Momenten seines Lebens und in den ersten Monaten braucht. Sobald Sie realisieren, dass dieses Kleine wirklich existiert, da ist, sich bewegt, Ihnen nachts beim Schlafen oder tagsüber beim Einkaufen Gesellschaft leisten wird, werden Sie anfangen, sich Gedanken über die Geburt zu machen, Sie werden feststellen, dass Sie nicht viel darüber wissen, dass Sie noch völlig unvorbereitet sind, und deshalb werde ich im Folgenden einige wichtige Maßnahmen erläutern, die Sie beachten sollten, um die Situation bestmöglich zu bewältigen.

Geburtsvorbereitungskurse, Babyblues, postnatale Depression

Zunächst einmal ist der beste Rat, den wir werdenden Müttern geben können, die Teilnahme an einem Geburtsvorbereitungskurs. Der Geburtsvorbereitungskurs wird in jeder Einrichtung in Ihrer Gemeinde oder Ihrem Rathaus angeboten, Sie brauchen nur anzurufen oder persönlich vorbeizukommen, um sich kostenlos anzumelden und zu vermeiden, dass Sie bei der vorgegebenen Zahl der verfügbaren Plätze nicht berücksichtigt werden. Der Geburtsvorbereitungskurs ist, wie bereits erwähnt, sehr wichtig, weil Sie dort Menschen treffen können, die für Ihren Weg, der jetzt beginnt und am Tag der Geburt enden kann oder noch Monate danach weitergeht, von grundlegender Bedeutung sind. Der Psychologe erklärt das Phänomen des Babyblues und der postnatalen Depression (die nicht miteinander verwechselt werden sollten) und wie man damit umgehen kann. Der Babyblues ist eine Phase, die nur sehr kurz anhält, in der Regel eine Woche nach der Geburt, und durch negative Gefühle gekennzeichnet ist, die die frischgebackene Mutter begleiten, wie z. B. Melancholie, Traurigkeit und Angstzustände, die in jedem Fall innerhalb von zwei Wochen verschwinden sollten. Dies ist ein physiologisches Phänomen, das eng mit den Hormonen zusammenhängt, die sich in den Stunden nach der Geburt drastisch verändern (Rückgang von Östrogen und Progesteron), sowie mit der Erschöpfung durch die Wehen und die Geburt, die sich sowohl auf die körperliche als auch auf die geistige Verfassung der Frau auswirken und zu verzweifeltem Weinen führen kann, das für Außenstehende scheinbar grundlos ist. Die gebärende Mutter wird genauso wie ihr Kind neu geboren, sie hat eine neue Identität, ein neues Leben, neue Gewohnheiten, neue Sorgen, und alles ist von einem Moment auf den anderen so anders, dass die Frau oft das Gewicht davon zu sehr spürt und das Bewusstsein und das Wissen über sich selbst und ihren Raum verliert, an das sie bis kurz zuvor gewöhnt war. Im Falle des Babyblues ist es nicht notwendig, einen

Spezialisten zu konsultieren, da es sich um einen physiologischen Faktor handelt, der innerhalb weniger Tage oder Wochen von selbst verschwindet.

Die postnatale Depression hingegen ist eine viel schwerwiegendere, nicht zu unterschätzende Erkrankung, die daran zu erkennen ist, dass diese Phase nicht nach ein paar Wochen endet, sondern weiter besteht und mehr oder weniger schwere Formen annehmen kann. Die Mutter eines neugeborenen Kindes kann von einem Unwohlsein betroffen sein, das das Gesundheitsministerium als entkräftend bezeichnet, und sie kann unter ständiger Traurigkeit, Angst, Unruhe, Schuldgefühlen, Nutzlosigkeit, mangelnder Freude und Begeisterung sowie Appetit- und Schlafstörungen leiden. Bei Vorliegen dieser Faktoren sollte die Frau einen Facharzt aufsuchen, und es ist daher gut, diese Faktoren im Voraus zu kennen, um sie später zu erkennen und rechtzeitig eingreifen zu können. Sobald solche Einstellungen erkannt werden, ist es ratsam, sich an einen Psychotherapeuten oder Psychiater zu wenden, wobei auch die Rolle des Partners oder der Menschen, die der Frau nahe stehen, von grundlegender Bedeutung ist, da sie sie auf diesem Weg begleiten können, ohne ihr das Gefühl zu geben, unzulänglich oder falsch zu sein, und ohne die Probleme, die nach der Geburt auftreten können, herunterzuspielen. Das Wissen um die Existenz dieser Krankheit ermöglicht es, die Wahrscheinlichkeit, davon betroffen zu sein, zu verringern und die Auswirkungen auf die Mutter und die Familie zu begrenzen.

Ein sehr wichtiger Aspekt ist die Begrenzung des Stresses in den ersten Tagen nach der Geburt, um der Mutter Zeit zu geben, sich von der Geburt zu erholen, und ihr die Möglichkeit zu geben, eine ruhige Beziehung zu dem Kind aufzubauen, das sie gerade zur Welt gebracht hat. Um ihr dabei zu helfen, sollte man unnötige und übermäßige Anstrengungen vermeiden, Besuche von Freunden und Verwandten einschränken und nur "positive" Kontakte bevorzugen, die der Mutter helfen und ihr keine Arbeit machen, wie z. B. durch die Zubereitung von Mittagessen, Abendessen, Snacks usw. Das ist normal, man wird zusammen mit dem Baby geboren, man lernt sich kennen, und nach und nach entsteht die unauflösliche Bindung, die jeder erwartet. Es ist kein logischer und unmittelbarer Übergang. Sie müssen sich auch so viel wie möglich ausruhen, während das Neugeborene schläft, und die Hausarbeit oder das Einkaufen vernachlässigen, vielleicht jemand anderen damit beauftragen, der es für Sie erledigen kann. Was die Ernährung betrifft, versuchen Sie, eine eher gesunde Ernährung beizubehalten und auf aufregende Substanzen wie Kaffee oder Alkohol zu verzichten. Möglicherweise ist es besser, die Isolation zu vermeiden, Freunde und Verwandte zu besuchen, nachdem man sich erholt und eine Phase der absoluten Ruhe hinter sich gebracht hat. Wieder auszugehen oder zumindest mit seinen Lieben in Kontakt zu kommen, verbessert die Stimmung. Gespräche und ein Austausch, das Lächeln der Lieben zu sehen, jede Episode sozialer Interaktion ist für die Genesung der Mutter von Bedeutung, ob mit oder ohne Baby. Seien Sie sich darüber im Klaren, dass das Gleichgewicht für Sie als Paar ins Wanken geraten wird, es wird mehr Verpflichtungen geben, mehr Verantwortung, und es wird sehr leicht sein, in unangenehme Situationen zu geraten. Vielleicht werden Sie einander nicht unbedingt antworten wollen, oder Sie werden die Bedürfnisse des anderen auf den ersten Blick nicht verstehen, doch der beste Rat in diesen Fällen ist, immer zu versuchen, zu reden, zu erklären, sich verständlich zu machen, und das gilt sowohl für Sie als auch für Ihren Partner. Es ist kein Zufall, dass in den Geburtsvorbereitungskursen oft auch die Väter zur Teilnahme eingeladen werden, damit auch sie sich dieser Risikofaktoren bewusst werden, damit sie wissen, wie sie rechtzeitig damit umgehen können, damit sie verstehen, dass es sich um Situationen handelt, die allen Frauen gemeinsam sind, dass es nicht nur ihr Problem ist, wenn ihre Partnerin von diesen Gedanken überwältigt wird, sondern dass es sich um etwas handelt, das häufig ist und das man gemeinsam angehen und bestmöglich bewältigen muss, um es zu überwinden.

In diesem Zusammenhang kann die Teilnahme an Gruppenpsychotherapiesitzungen in Betracht gezogen werden, bei denen die Frau ihre Erfahrungen mit anderen frischgebackenen Müttern teilen kann. Gemeinsam können Sie verstehen, dass es sich um ein gemeinsames Problem handelt, und Sie können die empfundenen Gefühle besser nachvollziehen, aber vor allem fühlen Sie sich weniger allein, weil Sie gemeinsam mit demselben Problem konfrontiert sind, und dadurch können Sie es mit einer positiven Einstellung lösen.

Entbindung zu Hause oder im Krankenhaus

In den letzten Monaten der Schwangerschaft müssen Sie einige sehr wichtige Entscheidungen treffen, und eine der meistdiskutierten ist, wo und wie Sie entbinden wollen, ob Sie sich für eine Hausgeburt oder eine Geburt im Krankenhaus entscheiden, ob Sie eine natürliche Geburt oder einen Kaiserschnitt wählen, aus welchen Gründen Sie sich für die eine oder andere Lösung entscheiden und auch welche Krankenhäuser Sie bevorzugen. Lassen Sie uns gemeinsam sehen, welche Faktoren unsere Entscheidungen in Bezug auf jeden einzelnen Aspekt der Geburt bestimmen.

Während der Schwangerschaft haben Sie genügend Zeit, Ihre Entscheidungen abzuwägen. Dabei ist zu bedenken, dass die Entscheidungen nicht bindend sind, eine Frau kann in den ersten Monaten eine Idee haben, diese dann im Laufe der Schwangerschaft oder sogar im letzten Moment, wenn sie sich mehr Gedanken dazu macht, ändern.

Der erste Schritt besteht darin, herauszufinden, welche Einrichtungen in Ihrer Gegend zur Verfügung stehen, und diese Krankenhäuser, Beratungsstellen oder Kliniken vielleicht persönlich zu besuchen, um mit Ärzten zu sprechen, die Ihnen erklären, wie sie Routineverfahren durchführen und wie sie an Schwangerschaft und Geburt herangehen, damit Sie die Atmosphäre der Einrichtung beurteilen können, bevor Sie Ihre Entscheidung treffen. Die Geburt ist eine intensive und heikle Zeit, deshalb ist es wichtig, dass Sie sich mit den Umständen wohlfühlen, dass Sie sich sicher fühlen und dass Sie die richtige Intimität haben, die dieses Ereignis erfordert. Bis vor kurzem haben die Frauen auf einer Liege in Rückenlage entbunden, weil man dazu neigte, die Frau wie eine medizinische Patientin zu behandeln. Der Kreißsaal war wie ein Operationssaal aufgebaut, was die frischgebackenen Mütter, die der Geburt entgegensahen, nicht gerade beruhigte. Heutzutage hat sich die Sichtweise auf die Geburt geändert, glücklicherweise gibt es ein größeres Bewusstsein für die Bedürfnisse der Frau während der Geburt. Wegen der Schwerkraft, wenn das Baby aus der Scheide kommt, ist es für die Frau einfacher, bei der Geburt zu stehen oder zu hocken, aber in jedem Fall in einer aufrechten Position zu sein, um den Prozess zu erleichtern. Wenn die Frau jedoch das Bedürfnis hat, auf allen Vieren zu knien, muss sie dies in völliger Freiheit tun können, und Sie sollten sich frei fühlen, sich zu bewegen oder von Ihrem Partner umarmt zu werden, wenn er bei der Geburt helfen möchte, oder frei, Ihren

Darm zu entleeren oder Musik zu hören. In den meisten Gesundheitseinrichtungen findet man heute Gebärstühle oder -hocker, auf denen man während der Wehen Erleichterung findet, oder spezielle Wippen, die den Druck auf den Lendenbereich mindern. Es gibt sogar Wannen mit Hydromassage, und in manchen Einrichtungen wird die Geburt im Wasser gefördert. In jedem Fall ist es wichtig, Zugang zu einer Wanne oder Dusche zu haben, denn das Eintauchen in Wasser scheint eine der wirksamsten Methoden zu sein, um sich zu entspannen und die Wehenschmerzen zu verringern.

Die Geburt zu Hause hat viele Vorteile, und für viele Frauen ist es definitiv die richtige Wahl. Zu Hause haben Sie Ihre eigene Umgebung, Sie können sich in jeder Position und in jedem Raum des Hauses, den Sie vorher vorbereitet haben, frei fühlen. Natürlich muss Ihr Partner diese Entscheidung mit Ihnen teilen, denn Sie können nicht allein entscheiden, und es gibt keine Regeln für die Entscheidung, wo Sie Ihr Kind zur Welt bringen wollen. Denken Sie auch daran, dass es immer Risikofaktoren gibt, die die Geburt erschweren können, und in diesem Fall ist das Krankenhaus unter diesem Gesichtspunkt sicherer. Alle Tests, die während der Schwangerschaft durchgeführt werden, können jedoch einen ziemlich hohen Prozentsatz erfolgreicher Geburten ohne ernsthafte Komplikationen anzeigen. Wenn es also während der neun Monate der Schwangerschaft keine Probleme gegeben hat und Sie nicht unter besonderen Krankheiten leiden, sind Sie auch zu Hause ziemlich sicher. Die Hausgeburt kann eine Lösung für diejenigen sein, die sich eine intimere Geburt wünschen: Zu Hause können sie trinken, essen, Musik hören, duschen, alles in völliger Autonomie und nach ihrem eigenen Willen, ohne sich um die Regeln des Krankenhauses zu kümmern. Es wird nicht empfohlen, zu Hause zu entbinden, wenn Krankheiten wie Diabetes, Herz-, Nieren- und Kreislauferkrankungen oder Epilepsie vorliegen. Eine Hausgeburt wird auch dann nicht empfohlen, wenn Sie rauchen, Alkohol trinken oder Drogen nehmen. Von einer Hausgeburt wird abgeraten, wenn Sie blutarm sind, eine Plazentainsuffizienz haben, einen sehr hohen Blutdruck oder Eiweiß im Urin aufweisen. Von einer Hausgeburt wird auch abgeraten, wenn Sie bei früheren Geburten unangenehme Situationen erlebt haben, wie z. B. postpartale Blutungen, oder wenn die erste Geburt eine Frühgeburt war, wenn das Baby weniger als 2,5 kg wog, könnte das Problem erneut auftreten und eine bessere Betreuung erfordern, als dies zu Hause möglich ist. In jedem Fall ist es besser, vorher mit den Ärzten zu sprechen, jede frühere und gegenwärtige Pathologie zu erklären und zu bewerten und Entscheidungen auf der Grundlage einer Bewertung der einzelnen Faktoren zu treffen.

Während der Geburt in einem Krankenhaus werden Sie von einer Hebamme betreut, und wenn besondere Maßnahmen erforderlich sind, können ein Gynäkologe und gegebenenfalls weitere Ärzte hinzugezogen werden, während in einer Privatklinik ein Gynäkologe rechtzeitig benachrichtigt wird. Es ist sehr wichtig, dass Sie während der Geburt von Menschen betreut werden, denen Sie vertrauen und bei denen Sie sich wohl fühlen. Die wichtigste Figur ist die Hebamme, die aufgrund ihrer Ausbildung und Erfahrung die beste Person ist, um Frauen während der Schwangerschaft, der Geburt und der Zeit nach der Geburt zu betreuen. Hebammen arbeiten in Beratungsstellen und Krankenhäusern, einige auch privat, sodass Sie sich an sie wenden können, wenn Sie zu Hause entbinden möchten. Während der Wehen brauchen Frauen nicht nur körperliche, sondern auch moralische Unterstützung, und eine liebevolle Hebamme kann entscheidend sein, indem sie die frischgebackene Mutter in den verschiedenen

Phasen der Wehen beruhigt, berät und ermutigt. Die Hebamme spürt, wenn Sie Intimität brauchen, aber auch, wenn Sie Hilfe benötigen. Die Geburtsvorbereitungskurse in den Krankenhäusern dienen dazu, das Personal der entsprechenden Abteilung kennen zu lernen, damit Sie sich ein Bild davon machen können, auf wen Sie treffen und welche Art von Umgebung Sie vorfinden werden, wenn Sie die Schwelle überschreiten. Wenn Sie während der Schwangerschaft Zweifel haben, fragen Sie die Hebammen, die Sie vor der Geburt betreuen werden, beim Geburtsvorbereitungskurs oder bei den gynäkologischen Untersuchungen. Die Anwesenheit eines Arztes oder Gynäkologen ist für viele Frauen beruhigend, denn es gibt ihnen Sicherheit, wenn sie wissen, dass er oder sie da ist und manchmal die Hebamme ersetzt, aber nur eingreift, wenn es notwendig ist. Eine Schlüsselfigur während der Geburt kann Ihr Partner oder eine andere Person Ihrer Wahl sein, die Sie zu Hause oder im Krankenhaus unterstützen und trösten kann. Sie sollten eine Person wählen, die positiv eingestellt und nicht ängstlich ist und die Sie schnell verstehen kann. Oft ist die ideale Person der Vater des Kindes, und viele Paare sind glücklich, einen so wichtigen Moment in ihrem Leben zu teilen. Manchmal kann jedoch eine Freundin, die bereits eine Geburt erlebt hat, oder eine Mutter eine größere Hilfe sein.

Zusammenfassend lässt sich sagen, dass die endgültige Entscheidung, ob man zu Hause oder im Krankenhaus entbindet, eine rein persönliche ist, wenn es keine Kontraindikationen gibt, die eine Entbindung in einer entsprechend ausgestatteten Einrichtung nahelegen. Es gibt kein Richtig oder Falsch. Wichtig ist, dass Sie sich in der von Ihnen gewählten Umgebung sicher fühlen und vielleicht auch mit dem Personal, das Sie betreut.

• • •

Die Phasen der Geburt und wie man Wehen erkennt

Die Geburt ist ein physiologischer Prozess und stellt den Übergang des Babys vom Leben im Mutterleib zum Leben in der Außenwelt dar. Gleichzeitig bedeutet sie den Beginn der Mutter- und Vaterschaft und den Beginn einer neuen Familie. Die Geburt ist eine große Reise, die die Mutter zusammen mit ihrem Baby unternimmt, und sie werden gemeinsam daran arbeiten, der Welt ein neues Leben zu schenken. Während dieser Reise passiert etwas mit Ihrer Gebärmutter: Sie muss sich nach und nach weiten. Es wird ein denkwürdiger Moment in Ihrem Leben sein, ein Ereignis, das Mutter und Kind in der Handlung des Gebärens und Geborenwerdens in unglaublicher Synchronität verbindet. Im Mittelpunkt dieses Ereignisses stehen natürlich Mutter und Kind, aber auch die Väter können an dieser wunderbaren Szene teilnehmen, indem sie sich aktiv an den Wehen beteiligen und der Mutter körperlich und seelisch helfen und sie unterstützen. Unser ganzes Leben lang haben wir den Erzählungen verschiedener Verwandter zugehört, die die Szenen der Geburt der Mutter beschrieben, wie sie sie besuchten, vom Anruf, als sie ins Krankenhaus ging, die Geschichte der Person, die das andere Kind betreute, oder des Vaters, der sich von seiner Arbeitsschicht freigenommen hatte, um die Mutter zu begleiten, von der Person, die sie ins Krankenhaus begleitete, usw... Durch ihre Geschichten haben wir uns immer vorgestellt, wie unsere Reise ins Krankenhaus, unser Wasserbruch oder unsere Geburt ablaufen wird. Dieses Bild wird in den letzten Monaten der Schwangerschaft immer präsenter in unseren Köpfen sein, und aus diesem Grund werden wir im Folgenden die verschiedenen Phasen der Geburt aufzeigen, damit Sie sich bewusst machen können, welche Schritte Sie jedes Mal vor sich haben werden.

Die Geburt ist ein kontinuierlicher Prozess, der nicht aufhört, sondern weitergeht, bis das Ziel erreicht ist: die Entbindung des Kindes. Der Einfachheit halber wird sie in verschiedene Phasen unterteilt:

- Die Dilatationsperiode, auch Wehen genannt, beginnt, wenn die Kontraktionen der Gebärmutter in regelmäßigen Abständen einsetzen, und dauert an, bis der Gebärmutterhals 10 cm geweitet ist, d. h. gerade so weit, dass der Kopf des Babys hindurchpasst. Diese Phase ist in der Regel die längste.
- Die Ausstoßphase beginnt, wenn der Gebärmutterhals vollständig geweitet ist, und endet mit der Geburt des Kindes. Diese Phase ist viel kürzer als die Wehen.
- Die Entbindung folgt unmittelbar auf die Ausstoßphase: Ihr Baby nimmt seinen ersten Atemzug und Sie können es endlich berühren. Danach löst sich die Plazenta von der Gebärmutter und wird mit den letzten Wehen ausgestoßen. Die Nabelschnur wird entweder vor oder nach der Ablösung der Plazenta durchtrennt. Das Ende der Geburt wird durch die Begegnung der Mutter mit dem Baby markiert, durch den Moment, in dem man das Baby in den Armen hält, es zum ersten Mal füttert, den ersten Blickkontakt herstellt... das ist der Moment, in dem die Geburt endet und das neue Leben beginnt.

Die erste Frage, die sich viele Mütter stellen, ist: Wann ist der richtige Zeitpunkt, um ins Krankenhaus zu gehen? Sicherlich treten die Wehen in den meisten Fällen zwischen der 37. und 42. Schwangerschaftswoche auf, vor diesen Wochen gelten sie als "verfrüht". Der richtige Zeitpunkt kann durch eines dieser Zeichen bestimmt werden:

- Der Blasensprung, der Austritt von Fruchtwasser, kann jederzeit passieren, nachts, tagsüber, wenn Sie unterwegs oder zu Hause sind. Es ist leicht zu erkennen, da man das Gefühl hat, viel Urin zu verlieren, ohne ihn halten zu können. In diesem Fall müssen Sie, sobald die Fruchtblase geplatzt ist, ins Krankenhaus, denn dann stehen die Wehen unmittelbar bevor, und wenn sie nicht spontan einsetzen, kann der Arzt beschließen, die Wehen einzuleiten, weil das Baby dann möglicherweise zu wenig Fruchtwasser hat. Aus diesem Grund muss die Krankenhaustasche bereits im siebten Monat bereitstehen, damit Sie sofort ins Krankenhaus gehen können.
- Man wird Ihnen im Geburtsvorbereitungskurs erklären, dass es verschiedene Arten von Wehen gibt, die Braxton-Hicks-Kontraktionen, das sind "vorbereitende" Wehen, d. h. Krämpfe, die auf Bauchhöhe wahrgenommen werden und am Ende der Schwangerschaft auftreten, die aber nur dazu dienen, die Gebärmutter auf die Geburt vorzubereiten. Sie sind oft nicht einmal schmerzhaft. Und dann gibt es noch die "echten" Wehen, die Sie sicherlich erkennen werden, weil sie offensichtlich schmerzhafter sind. Diese Wehen haben Intervalle zwischen den einzelnen Wehen, und man muss sich Zeit lassen (auf der App Schwangerschaft+ gibt es einen Wehenzähler). Wenn man einen Abstand von 5 Minuten erreicht hat, ist man bereit, ins Krankenhaus zu gehen. Wenn das Krankenhaus weit von zu Hause entfernt ist, sollten Sie sich schon bei 8 Minuten auf den Weg machen.

Kontraktionen sind Muskelbewegungen der Gebärmutter, die während der Schwangerschaft auftreten. Während der neun Monate können Sie sie mehrmals spüren, aber sie sind nicht so schmerzhaft wie Wehen. Die Wehen, die im Moment der Geburt auftreten, dienen dazu, das Baby aus der Gebärmutter zu schieben, wobei das Baby mit jeder Wehe ein Stück weiter nach unten rutscht. Wenn die Wehen regelmäßig, d. h. in gleichen Zeitabständen auftreten, bedeutet dies, dass das Baby bereit ist, auf die Welt zu kommen.

Jede Mutter fragt sich, ob sie in der Lage sein wird, "echte" Wehen von vorbereitenden Wehen zu unterscheiden. Und die Antwort ist eindeutig ja, jenseits der Schmerzgrenze eines jeden von uns, die den Schmerz erträglich machen kann, werden Sie sie sicherlich erkennen, denn oft kann man nicht einmal atmen, wenn die Wehe kommt. Deshalb ist es auch sinnvoll, einen Geburtsvorbereitungskurs oder einen Yogakurs zu besuchen, in dem man lernt, wie man richtig und zur richtigen Zeit atmet. Es hilft, beim Warten auf die nächste Wehe richtig durchzuatmen und dadurch den Schmerz zu lindern. Die letzten Wehen, die dem Baby helfen, sich nach unten zu drücken und den Muttermund zu öffnen, kommen nämlich in regelmäßigen Abständen von einer Minute. In dieser Zeit kann es schwierig sein, ruhig zu bleiben und zu atmen, wenn Sie nicht wissen, wie Sie damit umgehen sollen. Um mit den Wehen besser zurechtzukommen, können Sie trinken, etwas essen, auch wenn Sie kaum Appetit verspüren, gehen und sich im Raum bewegen, und vielleicht kann der Partner den unteren Rücken massieren, um die Schmerzen zu lindern - auch das wird beim Geburtsvorbereitungskurs erklärt.

Ab dem Zeitpunkt Ihrer Ankunft im Krankenhaus wird in regelmäßigen Abständen eine Untersuchung des Gebärmutterhalses durchgeführt, um festzustellen, ob die Wehen bereits eingesetzt haben. Von aktiven Wehen spricht man, wenn Sie in die Dilatationsphase eintreten, d. h. die Phase von 0 cm Dilatation des Gebärmutterhalses bis zu einer vollen Dilatation von 10 cm. Die Ärzte gehen davon aus, dass die aktive Wehentätigkeit ab einer Dilatation von 4 cm beginnt, und die Epiduralanästhesie wird, falls Sie dies wünschen, vor Erreichen dieser Dilatation durchgeführt.

Wehen enden nicht mit der Geburt, Sie werden auch das Vergnügen haben, von den postpartalen Kontraktionen zu erfahren, die als Gebärmutterstiche bekannt sind. Glücklicherweise sind sie nicht so schmerzhaft wie die der Geburt und dienen dazu, die Gebärmutter in das Stadium vor der Schwangerschaft zurückzubringen und die für die Postpartumphase typischen Blutungen zu stoppen. Sie sind unwillkürliche Kontraktionen und verstärken sich während des Stillens des Babys, da zu diesem Zeitpunkt die Produktion von Oxytocin aktiviert wird.

Während der Schwangerschaft bildet die Frau einen Schleimpfropf, der als Schutzbarriere für die Gebärmutter fungiert und das Eindringen gefährlicher Mikroorganismen verhindert. Wenn der Zeitpunkt der Entbindung näher rückt, können vorbereitende Wehen den Verlust dieses Schleimpfropfs verursachen. Dies kann sogar einige Wochen vor der Entbindung auftreten, es ist also kein Zeichen dafür, dass der Zeitpunkt gekommen ist, sondern nur, dass "es bald so weit ist". Die Ausstoßung des Schleimpfropfs kann auf einmal erfolgen und ist daher deutlich erkennbar, oder sie kann allmählich erfolgen und wird in diesem Fall von der Frau gar nicht wahrgenommen.

Den Statistiken über Erstgeburten zufolge kann der Zeitpunkt der Entbindung unterschiedlich sein:

- Für die Dilatanzperiode: 4 bis 24 Stunden
- Für den Ausstoßzeitraum: von einer halben Stunde bis 2 Stunden

Bei weiteren Schwangerschaften kann die Dauer der Entbindung dagegen sehr kurz sein:

- Für die Dilatanzperiode: 2 bis 12 Stunden
- Für Ausstoßzeitraum: von 10 Minuten bis zu einer halben Stunde

Anästhesiologische Untersuchung für die Epiduralanästhesie

Für Frauen, die sich während der Geburt für eine Epiduralanästhesie entscheiden, ist eine anästhesiologische Voruntersuchung obligatorisch, die normalerweise um die 36. Woche stattfindet. Der Rat, den ich allen schwangeren Müttern geben kann, ist folgender: Da Sie nicht wissen, welche Schmerzen Sie am Tag der Entbindung haben werden, gehen Sie auf jeden Fall zu einer anästhesiologischen Untersuchung, damit Sie wissen, worauf Sie sich einlassen, wie es gemacht wird, was Sie nach der Epiduralanästhesie erwartet, und damit Sie die Erlaubnis haben, eine Epiduralanästhesie zu bekommen, wenn Sie sie brauchen. Wird die Untersuchung nicht vor der Geburt durchgeführt, dürfen Sie keine Epiduralanästhesie erhalten. Da Sie während Ihrer Schwangerschaft Dutzende von Untersuchungen durchlaufen werden, können Sie auch diese hier machen, die Ihnen die Schmerzen der Wehen ersparen kann.

Ein wichtiger Ratschlag ist, einen Narkosetermin in zwei verschiedenen Krankenhäusern zu buchen, und zwar in zwei Krankenhäusern, in denen Sie entbinden könnten. Eine davon könnte näher an Ihrem Wohnort liegen. Falls Ihre Fruchtblase platzt, ist es besser, die nächstgelegene Klinik aufzusuchen, in der Sie sich befinden. Das zweite ist vielleicht etwas weiter entfernt, aber besser ausgestattet. Sie sollten sich erkundigen, welche Krankenhäuser über eine Neugeborenen-Intensivstation (NICU) verfügen. Ich empfehle dies, denn wenn ein Krankenhaus keine Neugeborenen-Intensivstation hat und die Wehen vor der 37. Woche einsetzen, wird dies als Frühgeburt gewertet. Wenn Sie in ein Krankenhaus ohne Neugeborenen-Intensivstation gehen, kann es sein, dass man Sie nicht aufnimmt und Sie mit dem Krankenwagen in das nächstgelegene Krankenhaus verlegt, wo Sie die Station nutzen können. In diesem Fall werden Sie in einem anderen Krankenhaus entbinden, und wenn Sie in diesem Krankenhaus nicht vorher eine Epiduraluntersuchung durchführen lassen, übernimmt das Krankenhaus keine Verantwortung dafür.

Während des Besuchs erkundigt sich der Anästhesist nach dem Gesundheitszustand der Frau, indem er ihr einige Fragen zu ihrem Gesundheitszustand stellt, z. B., ob sie allergisch auf irgendetwas reagiert, ob sie ein Herzleiden oder einen hohen Blutdruck hat, und er überprüft die klinische Untersuchung, um sicherzustellen, dass keine Gegenanzeigen für eine Analgesie für schmerzfreie Wehen vorliegen. Diese Prozedur wird in diesem Stadium durchgeführt, weil die Frau beim Unterschreiben "klar bei Sinnen" sein muss. Würde man die Frau während der Wehen unterschreiben lassen, würde sie nur die Schmerzen so schnell wie möglich loswerden wollen, sodass sie möglicherweise nicht versteht, was auf sie zukommt und was in den Formularen steht. Die Formulare weisen auf mögliche unangenehme Folgen der Epiduralanästhesie hin, wie Kopfschmerzen in den Tagen nach der Geburt und die langsame Wiederherstellung des Gefühls in den Stunden nach der Geburt. Das Baby hingegen ist nicht gefährdet.

Bei diesem Besuch bewertet der Anästhesist insbesondere die wichtigsten Parameter:

- CBC mit Thrombozytenzahl
- Vollständiger Urintest
- PT, PTT, ATIII, Fibrinogen
- HbsAg und Anti-HCV
- Blutgruppe und Rhesus
- Elektrolyte und Albuninämie
- Elektrokardiogramm

Bei der Epiduralanästhesie handelt es sich um eine örtliche Betäubung, die durch einen Einstich hinter dem Rücken in sitzender Position vorgenommen wird. Diese Art der Anästhesie wird für die Anästhesie während der Wehen verwendet, während bei einem Kaiserschnitt die Spinalanästhesie injiziert wird, um eine schnellere Wirkung zu erzielen.

Vaginale und rektale Abstriche

In der letzten Phase der Schwangerschaft werden die letzten Untersuchungen vor der Entbindung durchgeführt. In der Tat wird nach der 35. und vor der 37. Woche ein kostenloser Vaginalabstrich vorgeschrieben, der häufig mit einem Rektalabstrich kombiniert wird, da eine Kontamination zwischen den beiden Bereichen sehr leicht möglich ist. Es handelt sich um einen schnellen und überhaupt nicht schmerzhaften Test, der jedoch sehr wichtig ist: Er dient dazu, das Vorhandensein eines Bakteriums (Streptokokkus Typ B) festzustellen, das während der vaginalen Geburtsphase Probleme für Sie und das Baby verursachen kann.

Streptokokken vom Typ B kommen bei etwa 2 von 10 Frauen vor, und wenn Sie sie haben, merken Sie es nicht, weil sie keine besonderen Symptome verursachen. Juckreiz, Brennen oder unangenehme Gerüche können von tausend verschiedenen Bakterien verursacht werden, aber nicht von dieser einen. Sie kann Ihr Baby schädigen, das sich bei der Geburt durch den Vaginalkanal infizieren kann. Sie ist nicht sehr häufig, kann aber in einigen Fällen eine Hirnhaut- oder Lungenentzündung verursachen. Streptokokken können auch für die Mutter schädlich sein und zu einem vorzeitigen Platzen der Fruchtblase führen, weshalb es wichtig ist, zu wissen, ob sie vorhanden sind.

Vor der Entnahme eines Vaginal- und Rektalabstrichs sind einige Regeln zu beachten: Vermeiden Sie in den 24 Stunden vor dem Test Scheidenspülungen, Geschlechtsverkehr oder die Behandlung mit Vaginalcremes und Eizellen. Außerdem sollten Sie in den 5 Tagen vor dem Test keine Antibiotika einnehmen, da diese das Testergebnis verändern können.

Ist der Vaginalabstrich positiv, werden intravenöse Antibiotika verabreicht, die als schnellste Methode zur Beseitigung der Bakterien in der Vagina gelten und eine sichere Geburt ermöglichen. Diese Medikamente schaden dem Baby überhaupt nicht, es wird sogar besser geschützt. Auf jeden Fall wird das Baby bei der Geburt mehrfach untersucht, um sicherzustellen, dass es sich nicht mit diesem Bakterium infiziert hat.

Bei einem Kaiserschnitt werden keine Antibiotika verabreicht, da das Baby nicht mit dem Vaginalkanal in Berührung kommt, sodass keine Gefahr einer Infektion besteht. Wenn Sie einen Kaiserschnitt haben, die Fruchtblase aber auch geplatzt ist, muss das Antibiotikum verabreicht werden.

Emotionale Vorbereitung auf die Entbindung

Die Eltern werden den Moment der Geburt manchmal mit Angst erleben, auch wenn Sie sich manchmal aufgeregt und ungeduldig fühlen. Bald werden Sie von Gefühlen der Angst vor dem Unbekannten, das Sie erwartet, überwältigt sein.

In den letzten Wochen der Schwangerschaft fühlen Sie sich vielleicht körperlich müde, weil der Babybauch dick und schwer wird, und aus diesem Grund können Sie es kaum erwarten, Ihr Kind zur Welt zu bringen, aber gleichzeitig haben Sie vielleicht Angst vor dem Unbekannten. Damit meine ich nicht nur den Moment der Geburt und wie Sie damit umgehen sollen, sondern auch vor der Ankunft des Babys, wie Sie sich um es kümmern sollen, und Sie fragen sich, ob Sie körperlich in der Lage sein werden, es zu gebären, es zu wickeln oder zu duschen. Das sind normale Gefühle, die die meisten Frauen haben, vor allem diejenigen, die zum ersten Mal eine Schwangerschaft erleben.

Der beste Weg, mit all dem umzugehen, ist, nichts zu erwarten und für alles offen zu sein, um mit den Situationen umgehen zu können, die sich ergeben, auch weil jede Geburt anders ist, genauso wie jedes Baby andere Bedürfnisse haben wird: Sie können sich so gut wie möglich vorbereiten, alles nachlesen, aber das wird Ihnen nur helfen, die vielen Möglichkeiten zu kennen, die auf Sie zukommen. Sie werden nicht wissen, wie Ihr Weg sein wird.

Vielleicht haben Sie Angst, dass Sie den Wehenschmerz nicht ertragen können, und Sie sind unsicher, welche Entscheidung Sie bezüglich der Anästhesie treffen müssen.

Viele Frauen haben Angst, dass die Fruchtblase in der Öffentlichkeit platzt oder sie während der Wehen ungewollt urinieren oder den Darm entleeren, oder sie haben Angst, durch Schreien oder Weinen die Kontrolle zu verlieren. All diese Ängste sind völlig verständlich, und es ist wichtig, sie zu überwinden, damit die Geburt reibungslos und ohne Ängste und Sorgen verläuft. Geben Sie sich Ihrem Körper hin, wenn Sie diese Bedürfnisse verspüren, erfüllen Sie sie, schreien Sie, weinen Sie, urinieren Sie. Hebammen sehen Tausende von ähnlichen Situationen, und jede Frau reagiert auf ihre eigene Art und Weise und muss frei sein, dies zu tun.

Viele Frauen befürchten, dass die Geburt durch einen Kaiserschnitt beendet wird, aber in Wirklichkeit kennen Hebammen heute viele Techniken, um die Geburt auf natürliche Weise ablaufen zu lassen, und nur bei wenigen Geburten ist ein Noteingriff erforderlich.

Auf jeden Fall werden in den letzten Tagen die Ängste verschwinden und nur noch dem Wunsch Platz machen, Ihr Baby kennenzulernen. Es wird eine positive, ruhige Energie vorherrschen, eine zuversichtliche Erwartung und ein einzigartiges Gefühl der Stärke, das Sie für den wichtigsten Moment bereit macht.

Wie erlebt der Vater des Kindes dies? Vor allem, wenn es das erste Mal ist, wird er es als eine sehr intensive Erfahrung erleben, die immer aufregender wird, er wird anfangen, sich Ihr Baby vorzustellen. Falls er sich entscheidet, an der Geburt teilzunehmen, wird es zu einer der wichtigsten Erfahrungen seines Lebens. Abgesehen von den Emotionen und der Freude, die er bei der Geburt des Kindes empfinden wird, wird er zwangsläufig auch Angst und Trauer um die leidende Mutter empfinden, aber er wird sich auch mehr als "Vater" fühlen, als er dachte, indem er der Mutter hilft, wenn es nötig ist, sie in den für die Geburt eingenommenen Positionen körperlich unterstützt oder ihr das bringt, was sie braucht, von einem einfachen Haarband bis zu einer Flasche Wasser, oder sie daran erinnert, zwischen den Wehen zu atmen.

Männer wissen oft nicht viel über die Geburt, aber da während der Geburt wichtige Entscheidungen getroffen werden können, ist es ratsam, einen Geburtsvorbereitungskurs für Paare zu besuchen oder zumindest an ein paar Kursen teilzunehmen. Die Begleitung Ihres Partners zum Geburtsvorbereitungskurs ist eine Möglichkeit, mehr über die Situation zu erfahren, die Sie vor sich haben.

Der grundlegende Ratschlag lautet, dass der Vater, wenn er an der Geburt teilnehmen möchte, dies aus eigener Initiative tun muss, er muss davon überzeugt sein und darf sich von niemandem gezwungen fühlen, sonst riskiert er, dass er sich nicht wohl fühlt und die Erfahrung kontraproduktiv wird, weil die Mutter das Unbehagen spürt.

Für viele Männer sind die Wehen und die Geburt die erste Reise in die Welt der Frauen. Sie werden sehr harte Dinge sehen und müssen daher überzeugt sein, dass sie diese sehen wollen. Sie könnten Fruchtwasser, Blut, Schleim und sogar einen Dammriss miterleben. Betrachten Sie es als seine freie Entscheidung, ob er dem Ereignis ganz oder teilweise beiwohnen möchte. Der Partner kann bei Ihnen im Kreißsaal bleiben, aber dann gehen, wenn intensive Momente wie die oben beschriebenen auftreten.

Natürlich muss der Vater diese Bilder, die vor seinen Augen auftauchen können, berücksichtigen, aber er darf nicht vergessen, dass er auch Zeuge des schönsten Wunders der Welt wird, des Wunders der Geburt, und eine sehr intensive Beziehung zu seiner Partnerin aufbauen wird, indem er ihre Bedürfnisse versteht, sie unterstützt, ihr hilft und die Bindung zwischen dem Paar stärkt, sowie eine schöne Erinnerung für den Rest seines Lebens an ein so wichtiges gemeinsames Erlebnis hat.

Körperliche Vorbereitung auf die Entbindung

Bis vor einigen Jahren wurde während der Wehen nur eine Position (Rückenlage) eingenommen, was vor allem für die Ärzte bequem war, um die Situation von allen Seiten zu kontrollieren, und die Frau wurde wie jeder andere Krankenhauspatient behandelt. Heutzutage ist es möglich, eine unendliche Anzahl von Positionen einzunehmen, die für die Mutter bequem sind, und im richtigen Moment wird Ihr Körper Sie zu den am besten geeigneten Positionen führen. Auf jeden Fall wäre es in den letzten Wochen besser, etwas Bewegung und Atmung zu machen.

Tiefes Atmen beruhigt, entspannt und ermöglicht es Ihnen, besser mit den Schmerzen umzugehen, unabhängig davon, welche Position Sie wählen, um den Wehen zu begegnen. Wenn Sie spüren, dass eine Wehe einsetzt, ist das der ideale Moment, um so langsam wie möglich zu atmen: Im Geburtsvorbereitungskurs wird Ihnen erklärt, wie Sie die Luft richtig ein- und ausatmen.

Was die Presswehen während der Austreibungsphase betrifft, so sind sie ein spontaner Reflex, Sie müssen sich nicht zwingen, wie Sie es in den Filmen sehen. Das Gefühl, das Sie empfinden werden, ist so, wie wenn Sie das Bedürfnis haben, auf die Toilette zu gehen, um Ihren Darm zu entleeren, und mit der gleichen Intensität, mit der Sie das tun, werden Sie die Presswehen geben, um Ihr Baby herauszudrücken und es auf die Welt zu bringen.

Während der Wehen, deren Dauer nicht vorhersehbar ist, werden Sie viele verschiedene Positionen einnehmen, bevor das Baby bereit ist, herauszukommen. Es ist besser, nicht erst darüber nachzudenken, welche Positionen sinnvoll sind, denn Ihr Körper und Ihr Instinkt werden Sie leiten, aber es ist sinnvoll, die Positionen jetzt zu üben, damit Sie die Muskeln trainiert haben, um diese Positionen auch mit einem sehr großen Bauch einzunehmen. Die gebräuchlichsten Positionen sind das Hocken, das Knien oder das Liegen auf dem Bauch, oben oder unten.

Die hockende Position ist die beliebteste, da sie eine bessere Öffnung des Beckens ermöglicht und den Durchtritt des Babys so einfach wie möglich macht. Außerdem wirkt in dieser Position die Schwerkraft, die es dem Baby erleichtert, herauszukommen. Das elastische Gewebe der Vagina und des Dammes wird auch in der Hocke begünstigt, was das Risiko von Rissen verringert.

Während der Wehen können Sie gerne im Raum umhergehen, was die Wehen stärker anregt, aber weniger schmerzhaft macht, und Sie werden es auch genießen, sich gegen jemanden oder gegen eine Wand zu lehnen.

Was man ins Krankenhaus mitnehmen und was man für das Baby besorgen sollte

Oft machen sich Mütter Gedanken darüber, was ihr Kind brauchen wird und was nicht, vor allem, wenn sie Geschenke von Freunden und Verwandten erhalten. In den letzten Monaten der Schwangerschaft wollen sie dann wirklich wissen, was sie brauchen, sodass sie jeden Artikel auf eine Geburtsliste setzen oder selbst etwas kaufen können. Im Folgenden erfahren Sie, was wirklich wichtig ist und was Sie bei Bedarf später erwerben können.

Sicherlich haben Sie schon an das Wesentliche gedacht, wie die Einrichtung des Schlafzimmers oder einer beliebigen Ecke des Hauses, die Ihnen zur Verfügung steht, an die Ergänzung der Wohnungseinrichtung um ein Kinderbett (das Sie in den ersten Lebensmonaten nicht benutzen werden, aber Sie werden es sicher brauchen, also sollten Sie es besorgen) und eine Wickelauflage. Das Kinderbett kann aus Holz sein, mit Gitterstäben, die angehoben, abgesenkt oder sogar entfernt werden können, wenn das

Kind älter ist und Sie möchten, dass es zu seinem Kleinkindbett wird und nicht länger ein Babybett ist. Die absenkbare Schiene ist am Anfang praktisch, vor allem, wenn das Baby noch nicht steht und nicht herausklettern kann. Solange es ein Neugeborenes ist, liegt es sicher und man kann die Gitterstäbe aus Bequemlichkeit unten lassen, sodass man sich im Bedarfsfall zu ihm hinunterbeugen kann. Wickelauflagen gibt es in verschiedenen Ausführungen. Sie können sich in den Geschäften oder im Internet umsehen, um herauszufinden, welche für Sie geeignet ist, je nachdem, wo Sie sie aufstellen wollen. Manche Menschen entscheiden sich für einen Platz im Schlafzimmer, andere für das Badezimmer. Es gibt Wickeltische mit Schubladen darunter, die in der Regel drei oder vier Schubladen haben, und ich persönlich finde sie sehr nützlich, denn am Anfang scheint man nichts für das Baby zu brauchen, aber später entdeckt man immer mehr: Anfangs werden Sie die Schubladen vielleicht mit Bodys, Stramplern und verschiedenen Cremes füllen, aber dann werden Sie feststellen, dass es praktischer ist, ein Thermometer, eine Nagelschere, Massageöl, eine Haarbürste, Socken, Ersatzfeuchttücher darin unterzubringen, um mitten im Windelwechsel eine offene Packung zu finden, und alles andere, was Sie für praktisch halten.

Was die Kleidung für Ihr Kind betrifft, so wird Ihnen das Krankenhaus sicherlich eine Liste mitgeben, die Sie für sich und Ihr Baby mitbringen sollen. In der Regel gibt es drei oder vier Kleidungsstücke für Ihr Baby, die in Plastiktüten mit seinem Vor- und Nachnamen und dem Namen der Mutter aufgeteilt sind. Zum Wickeln gehören in der Regel ein Body der Größe 0 oder 1, ein einteiliger Strampler, der beim Wickeln praktischer ist, Socken oder Hausschuhe, eine Mütze und auf Wunsch kratzfeste Fäustlinge, wenn Sie nicht wollen, dass sich Ihr Baby vom ersten Lebenstag an sein schönes Gesicht zerkratzt.

Was die Windeln betrifft, so erhalten Sie im Krankenhaus alles, was Sie für die Tage Ihres Aufenthalts benötigen. Es wäre jedoch besser, wenn Sie zu Hause einige Windeln in Größe 0 oder 1 hätten, damit Sie vorbereitet sind. Für die Rückkehr nach Hause brauchen Sie am Anfang nicht viel, besorgen Sie sich einfach ein paar Null-Monats-Strampler, die werden Sie nur in den ersten zwei Wochen brauchen. Für den Rest können Sie Strampler in Ein-Monats-Größe kaufen, aber auch in diesem Fall sollten Sie es nicht übertreiben. Sie werden sie höchstens einen Monat lang benutzen, denn Babys wachsen schnell. Die Drei-Monats-Strampler sind am nützlichsten, und für den Rest schlage ich vor, dass Sie sie im Laufe der Zeit kaufen, je nachdem, wie sehr Ihr Baby wächst und je nach den wechselnden Jahreszeiten.

Wenn Sie etwas in Ihre "Geburtsliste" aufnehmen möchten, um Menschen die Möglichkeit zu geben, aus einer Reihe von Dingen zu wählen, die sie je nach ihrem Budget verschenken können, können Sie sich für Baumwollmusslins entscheiden, die nützlich sind, wenn Sie stillen, aber auch wenn das Baby mit künstlicher Milch gefüttert wird, um die Kleidung der Person, die es hält, nicht zu beschmutzen, Sie können auch um Spielzeug bitten, Rasseln aus Schwamm oder Stoff und ohne harte Teile. Auch eine Dou-Dou ist eine Möglichkeit, das sind Stoffpuppen, die die Mutter beim Schlafen bei sich haben sollte, sodass sich ihr Geruch auf die Puppe überträgt und Sie sie dann neben das Neugeborene legen können, das, wenn es den Geruch der Mutter riecht, ruhiger schlafen kann. Wenn Sie etwas Teureres hinzufügen möchten, können Sie an eine elektrische Babywippe denken. Ihr Baby wird es lieben, darin gewiegt zu werden, während Sie das Abendessen zubereiten. Sie können bereits einen Hochstuhl für die Mahlzeiten hinzufügen, auch wenn Sie ihn erst mit 5-6 Monaten im Leben benutzen werden, oder Sie können eine Babyausstattung für die

Geburt hinzufügen, einen Satz Laken für das Kinderbett oder das Bett. So steht alles bereit, wenn Sie es dort zum Schlafen hinlegen. Eine nützliche Sache, die man kaufen oder sich schenken lassen kann, ist ein Flaschenwärmer, ein Flaschensterilisator oder eine Milchpumpe. Gleichzeitig ist es sinnvoll, eine Ersatzflasche für den Fall zu haben, dass Ihr Baby nicht gut an der Brust trinkt oder Sie aus persönlichen Gründen mit dem Stillen aufhören wollen. Es ist immer sinnvoll, eine Packung Muttermilch zu Hause zu haben und eine Flasche, damit Sie Ihr Baby weiterhin füttern können.

Außerdem müssen Sie daran denken, wie Sie das Krankenhaus verlassen werden, daher ist ein Autositz unerlässlich: Mit „Autositz" meine ich die Babyschale, die es bis zum Alter von 6 Monaten oder bis zu einem Gewicht von 9 kg begleiten wird. Die Babytragetasche ist unverzichtbar, auch wenn Sie sie zusammen mit der Babytragetasche (oder dem Kinderwagen) auf dem Fahrgestell der Räder aus dem Zimmer nehmen. Die Babytragetasche darf auf keinen Fall im Auto benutzt werden, auch wenn sie zum Fahren zugelassen ist. Das Neugeborene nimmt in der Babytragetasche so wenig Platz ein, dass eine plötzliche Bremsung ausreicht, um die Babytragetasche auf die Seite zu schleudern, was zu Verletzungen an Kopf und Gliedmaßen führen kann. Ich rate Ihnen, im Internet nach einigen Tests zu suchen, bei denen Autounfälle mit Babys simuliert werden. Sie werden mit eigenen Augen sehen, warum die Babyschale für Ihr Baby sicher ist und die Babytragetasche nicht.

Denken Sie auch an einen Babymantel und zwei Decken, wenn Ihr Baby im Winter zur Welt kommt. Diese ganze Liste von Gegenständen finden Sie auf der Krankenhausliste, aber sie sind oft nicht sehr detailliert, daher empfehle ich Ihnen, die oben erwähnte App "Schwangerschaft+" herunterzuladen, wo Sie einen ausführlichen Leitfaden finden können.

Was Mama und Papa betrifft, so sind, wenn das Krankenhaus auch einen Aufenthalt plant, wichtige Dinge für die Mutter unerlässlich. Da sie entbinden muss, wäre es sinnvoll, einen Haartrockner oder ein Gummiband, Handtücher für ihr Gesicht oder einen Ventilator mitzubringen für den Fall, dass ihr während der Entbindung heiß ist. Handtücher sind für die Zeit nach der Entbindung (in diesem Fall empfehle ich Einweghandtücher, da Sie sicherlich etwas Blut verlieren werden), damit man nicht die Waschmaschine gehen lassen muss, wenn man nach Hause kommt), alte oder billige Unterwäsche, die man wegwerfen kann, sobald man sie benutzt hat, und postpartale Slips. Es gibt auch Einweg-Slips und ich empfehle sie, da man sie einfach wegwerfen kann, ohne zu viel nachzudenken, sobald man sie benutzt hat. Sie sind auch sehr saugfähig, falls Sie in den Stunden nach der Geburt viel Blut verlieren. Wichtig sind auch Zahnbürste und Zahnpasta, Dokumente, Nachthemden mit Knöpfen (sind für die Wehen praktischer als solche ohne) oder übergroße T-Shirts, um die Situation besser und bequemer zu bewältigen, Papiertaschentücher, einen Geburtsplan, Still-BHs (bringen Sie mehr als einen mit). Sie können sogar milchabsorbierende Körbchen kaufen, denn beim Stillen kommt auch dann noch etwas aus der Brustwarze, wenn das Baby den Mund abwendet. Diese und viele andere Dinge werden in der obigen App vorgeschlagen, sodass Sie Ihre Checkliste griffbereit haben und alles abhaken können, was Sie in Ihre Krankenhaustasche packen wollen.

"Ein Kind ist etwas, das man neun Monate lang in sich trägt, drei Jahre lang in den Armen hält und bis zu seinem Tod im Herzen trägt"

Mary Mason

KAPITEL 4

WAS ERWARTET SIE, WENN SIE SCHWANGER SIND: MONAT FÜR MONAT

Das Leben eines Kindes beginnt mit dem Moment der Empfängnis, wenn die magische Verschmelzung von Ei- und Samenzelle stattfindet und die erste Zelle des Embryos entsteht. In den nächsten vierzig Wochen wird das Baby so schnell wachsen wie nie wieder in seinem Leben. Es beginnt mit einer einzigen Zelle und endet mit der Entwicklung sehr komplexer Körperteile wie Gliedmaßen, Skelett, verschiedene Organe, Haut, Gehirn und Nervensystem.

ERSTES TRIMESTER - VON DER ZELLE ZUM EMBRYO, VOM EMBRYO ZUM FÖTUS!

Erster Monat

Von Woche 0 bis Woche 4 + 3 Tage

Woche 1

In der ersten Lebenswoche teilt sich die entstandene Zelle in zwei, dann teilt sich jede dieser beiden Zellen erneut in zwei, bis sie eine

Masse von Zellen bildet. In dieser Woche kann es zu Unterleibskrämpfen und vermehrtem Zervixschleim kommen.

In diesen ersten Wochen ist die Einnahme von Folsäure, die durch den Verzehr von gekochtem Gemüse oder durch die Einnahme von Tabletten in einer Menge gewährleistet werden kann, die für die Entwicklung aller lebenswichtigen Organe ausreicht, für die Frauen unerlässlich.

Woche 2

In der zweiten Woche teilen sich die Zellen weiter, um doppelt so viele von ihnen zu produrieren. Wahrscheinlich wissen Sie noch nicht, dass Sie schwanger sind, Sie werden in Kürze einen Test machen, wenn Ihre nächste Periode nicht kommt. Teilt sich die Eizelle während der Befruchtung in zwei Teile, entstehen eineiige Zwillinge, die das gleiche Geschlecht haben und gleich aussehen, während Zwillinge unterschiedlichen oder gleichen, aber nicht identischen Geschlechts das Ergebnis von zwei Eizellen sind, die von zwei Spermien gleichzeitig befruchtet wurden.

Ihr Körper beginnt mit der Produktion von hCG, einem Hormon, das das Vorhandensein einer Schwangerschaft signalisiert, und eine Blutuntersuchung (die berühmten Betas) in einigen Wochen wird auch zeigen, in welcher Woche Sie sind.

Woche 3

Dieser Zellhaufen, der sich weiter bildet, verliert seine Schutzmembran und ist bereit, in direkten Kontakt mit der Gebärmutter zu treten. Die fertige Masse besteht aus etwa einhundertfünfzig Zellen, von denen ein Teil das Baby und ein anderer Teil die Plazenta bilden wird. In der Zwischenzeit bereitet sich Ihr Körper darauf vor, das Baby im Mutterleib aufzunehmen und zu ernähren.

Die Schwangerschaftssymptome ähneln den Menstruationssymptomen: Sie glauben, Ihre Periode käme, Sie spüren ein Spannungsgefühl in den Brüsten, leichte Krämpfe, und es kann zu Schmierblutungen kommen. Ihr Herz kann etwas schneller schlagen, denn während der Schwangerschaft erhöht sich Ihr Blutvolumen um 40-50 %, weil sich Ihr Herz auf die zusätzliche Belastung vorbereiten muss.

Zweiter Monat

Von Woche 4 + 4 Tage bis Woche 8 + 5 Tage

Woche 4

Zu Beginn des zweiten Monats ist der Embryo zwei Millimeter lang, er ist für uns fast nicht existent, aber in Wirklichkeit ist es bereits ein Leben, das geboren wird und beginnt, Gestalt anzunehmen. In diesem Stadium hat der Embryo bereits ein primitives Nervensystem, die Nabelschnur und sogar ein Herz, das bereits schlägt! Das Gehirn ist das sich am schnellsten entwickelnde Organ, weshalb der Kopf Ihres Babys im Verhältnis der größte Teil des Körpers ist.

In dieser Woche geschehen zwei wichtige Dinge: Das Neuralrohr, der Vorläufer des Gehirns und der Wirbelsäule des Babys, beginnt sich zu bilden, und ein kleines Herz mit zwei Herzkammern wird gebildet und beginnt sogar zu schlagen, obwohl es noch zu früh ist, um es zu sehen oder zu hören.

Sie werden sich müder fühlen, und Gerüche werden Sie sehr stören oder Sie werden sie stärker wahrnehmen. Übelkeit kann zu Beginn auftreten. Man denkt, dass sie am Morgen auftritt, aber in Wirklichkeit kann sie zu jeder Tageszeit auftreten: Konsultieren Sie Ihren Arzt, um herauszufinden, welches Mittel Sie einnehmen können, um sie zu beseitigen oder zu reduzieren.

Woche 5

In der darauffolgenden Woche dehnt sich die Zellmasse schneller aus, sie beginnt sich zu krümmen, als ob sie "Kopf" und "Schwanz" zusammenführen würde. Zunächst sieht der Embryo wie eine Kaulquappe aus, die sich dann in eine Art Fisch verwandelt, dann in ein primitives Säugetier, das einem Dinosaurier ähnelt, und erst irgendwann in der achten Woche beginnt er, wie ein Mensch auszusehen. In dieser Zeit beginnen sich die Augen herauszubilden: Ihre Farbe steht bereits fest, auch wenn wir sie natürlich noch nicht sehen können, die Ohren, der Mund und andere Gliedmaßen bilden sich bereits aus.

Ihre Energie wird nachlassen und Sie werden sich ständig müde fühlen, also ruhen Sie sich aus, wann immer Sie können. Sie werden auch häufiger pinkeln müssen, und das wird lästig sein, ebenso wie die Kopfschmerzen und Stimmungsschwankungen, die Ihre Tage bald prägen werden.

Woche 6

Sie sollten jetzt wissen, dass Sie seit ein oder zwei Wochen schwanger sind, Ihr Kleines hat ein Herz, zwei Herzkammern und sieht aus wie ein kleiner Schlauch, der sich in sich selbst zusammenfaltet. Sie können auch kleine Ausbuchtungen an seinem Körper sehen, die später zu Händen und Füßen werden. Ihr Körper tut mehr, als er es gewohnt ist, Ihre Brüste werden größer und Sie haben vielleicht ein starkes Verlangen nach bestimmten Lebensmitteln. Wenn Sie unter morgendlicher Übelkeit leiden, kann es sein, dass Sie anfangs ein wenig Gewicht verlieren. Manche haben vielleicht schon ein Kilo zugenommen. Die Übelkeit kann um die 13. Woche herum nachlassen, also halten Sie noch ein wenig durch. Es kann sein, dass Ihre Hose nicht mehr passt. Das ist ganz normal, denn die Gebärmutter wird größer und nimmt mehr Platz ein.

Woche 7

Am Ende des zweiten Monats ist der Embryo dreizehn Millimeter lang und von Membranen umhüllt, die bereits Fruchtwasser enthalten. Seine Arme und Beine beginnen sich zu entwickeln und bilden an ihren Enden flossenähnliche Strukturen, die sich mit der Zeit zu Händen und Füßen entwickeln werden.

Zu diesem Zeitpunkt sind die Augenlider bereits vollständig ausgebildet, und unter dem Zahnfleisch entwickeln sich die Zahnknospen. In nur zwei Monaten formt unser Baby bereits jeden Teil seines Körpers, die Natur weiß, wie sie das Timing und die Art und Weise perfekt gestalten kann. Im Hals des Babys befindet sich bereits ein kleiner Schlauch, der den Mund mit der Lunge verbindet, auch wenn diese erst nach der Geburt funktioniert.

Woche 8

Die Beine und Arme Ihres Babys bilden sich weiter, und auch die Geschlechtsorgane des Babys entwickeln sich zu Hoden oder Eierstöcken, aber das Geschlecht Ihres Babys erfahren Sie erst um die 17. Woche. Wenn Sie es unbedingt herausfinden wollen, kann ein pränataler Screening-Test auch das Geschlecht feststellen.

Ihr Baby beginnt, sich in der Fruchtblase zu bewegen, und Ihre Gebärmutter dehnt sich weiter aus. Das Herz ist nun voll ausgebildet und entspricht dem eines Erwachsenen, ist aber winzig.

Sie werden müde und energielos sein, Ihre Brüste werden sich immer mehr anspannen und es kann sogar wehtun, wenn Sie sie an Ihrer Kleidung reiben. Zu diesem Zeitpunkt haben Sie Ihre zweite Periode bereits hinter sich und Ihr Kleines bewegt sich bereits in Ihnen.

Dritter Monat

Von Woche 8 + 6 Tage bis Woche 13 + 1 Tag

Woche 9

Zu Beginn des dritten Schwangerschaftsmonats ist das Baby fast vollständig entwickelt, und mit dem Doppler-Gerät können Sie den Herzschlag hören, aber je nach Lage des Babys müssen Sie dafür möglicherweise bis zur 14. Woche warten.

Die Plazenta versorgt das Baby mit dem Sauerstoff, den es vor der Geburt braucht. Die Geschlechtsorgane haben sich bereits gebildet und die Nieren beginnen, Urin zu produzieren.

Um die neunte Woche herum kann die erste Ultraschalluntersuchung durchgeführt werden, bei der die Schwangerschaftswoche auf der Grundlage der letzten Menstruation und das fötale Alter auf der Grundlage der Länge des Babys bestimmt wird. Zu diesem Zeitpunkt ist der Embryo etwa 3 Millimeter lang und 8 Gramm schwer, und wenn wir seine Finger berühren könnten, würden wir bereits die Bildung der Nägel spüren. Der Kopf ist fast so groß wie der übrige Körper, das Risiko für angeborene Fehlbildungen sinkt in diesem Stadium der Schwangerschaft.

In dieser Woche ist es wahrscheinlich, dass die Übelkeit aufhört, und auf jeden Fall sollte sie sich nicht verschlimmern, wenn sie anhält. Die Hormone, die in Ihrem Körper zirkulieren, verursachen ständige Stimmungsschwankungen, und es kann sein, dass Sie an Gewicht zunehmen, vor allem, wenn Sie Zwillinge erwarten.

Woche 10

Ab der zehnten Schwangerschaftswoche ist es möglich, auf Chromosomenanomalien zu testen, die wir im entsprechenden Kapitel besprochen haben. Vor diesem Zeitpunkt wäre es sinnlos, den Test durchzuführen, da der Fötus noch sehr wenig DNA besitzt und diese bei der Blutentnahme mit der der Mutter verwechselt werden kann. Ab diesem Zeitpunkt und bis zur 14. Woche kann der Test jedoch mit sicheren Ergebnissen durchgeführt werden.

Ihr Baby sieht jetzt menschlicher aus: Sein Hals ist deutlich zu sehen, sein Rücken ist gerader und seine Haut ist dicker, obwohl sie immer noch durchsichtig ist. Der Kopf ist fast so groß wie der Rest des Körpers.

In dieser Zeit haben Sie vielleicht mehr Durst, Ihr Haar wird heller, Ihre Nägel sind stärker und brechen nicht mehr so schnell. Der Heißhunger wird in ein paar Wochen nachlassen. Ihr Baby ist sehr aktiv, auch wenn Sie noch keine Bewegungen spüren.

Woche 11

Die Leber und die Milz des Babys produzieren Blutzellen und die Bauchspeicheldrüse setzt Verdauungsenzyme frei. Das Muskel- und das Nervensystem beginnen miteinander zu kommunizieren, sodass das Baby sich beugen, strecken und treten kann. Der Kleine ist jetzt etwa 7 Zentimeter lang und wiegt nur 23 Gramm, also so viel wie eine Kiwi.

Die Geschlechtsorgane des Babys beginnen sich zu entwickeln, und vielleicht ist schon etwas zu erkennen, aber es ist noch zu früh, um das mit Sicherheit zu sagen. Der gesamte Sauerstoff, den es aufnimmt, kommt aus der Plazenta, die Lunge funktioniert nur zum Zeitpunkt der Geburt.

In dieser Woche werden Sie auf jeden Fall den Herzschlag Ihres Babys mit einer Ultraschalluntersuchung hören können. Sein

Herzschlag ist viel schneller als unserer, aber das ist normal - er sollte zwischen 150 und 170 Schlägen pro Minute liegen. Vielleicht merken Sie jetzt, dass Ihre Hüften runder werden und Sie schon ein paar Kilo zugenommen haben.

Woche 12

Gegen Ende des ersten Trimesters beginnt Ihr Baby vielleicht, ein wenig Grimassen zu ziehen und die Stirn zu runzeln. Die ersten drei Monate Ihres Babys neigen sich dem Ende zu. Alle Organe wie Magen, Bauchspeicheldrüse und Darm haben sich gebildet und nehmen ihre endgültige Form an, und Ihr Baby ist bereits in der Lage, seine Fäuste nach Belieben zu öffnen und zu schließen und sogar mit den Mundmuskeln Saugbewegungen zu machen. Der Urin, den das Baby produziert, wird mit dem Fruchtwasser ausgeschieden, ist aber nicht schädlich für das Baby.

Von diesem Moment an tritt das Baby in die Fetalperiode ein: Mit der Bildung der Muskeln werden auch die Bewegungen seines Körpers aktiver und koordinierter. Der Fötus kann seine Lippen bewegen, seine Stirn in Falten legen und sogar seinen Kopf drehen. Der Fötus ist jetzt 9 Zentimeter lang und wiegt etwa 50 Gramm, so groß wie ein Pfirsich.

Woche 13

Ihr Baby kann jetzt alle seine Gelenke drehen und bewegt sich ständig im Mutterleib. Das erste Trimester beginnt mit dem Datum der letzten Menstruation und endet in der 14. Woche. In dieser Zeit beginnt die Körperbehaarung zu wachsen, die Haut ist durchsichtig und die Venen im Körper sind sichtbar. Das Kleine in Ihnen versucht in dieser Zeit, sein Verdauungs- und Atmungssystem zu nutzen: Es schluckt Fruchtwasser und scheidet es über den Urin aus, was nicht schädlich ist, auch wenn es mit dem Fruchtwasser wieder in den Blutkreislauf gelangt.

Was Ihren Körper betrifft, so sollte die Übelkeit nachlassen und die Müdigkeit abnehmen. Sie werden vielleicht deutlichere Venen an Brust und Brüsten bemerken, Ihre Brustwarzen werden größer, Ihr Körper bereitet sich auf das Stillen Ihres Babys vor!

ZWEITES TRIMESTER: DIE SCHWANGERSCHAFT HAT AUCH IHRE ANGENEHMEN SEITEN!

Vierter Monat

Von Woche 13 + 2 Tage bis Woche 17 + 4 Tage

Woche 14

Das zweite Trimester beginnt ab der 14. Woche, der Woche, in der Ihr Baby anfängt, am Daumen zu lutschen und den Geschmack von Essen und Trinken wahrzunehmen, und wenn ihm etwas nicht schmeckt, können Sie ein Ziehen an der Nabelschnur spüren. Inzwischen ist es nur noch eine kurze Zeit bis zur Entdeckung des Geschlechts. Der Haaransatz bildet sich und die Haare beginnen auf dem kleinen Kopf zu wachsen. Ihr Baby ist jetzt etwa 10 Zentimeter lang und wiegt 70 Gramm.

Während der Schwangerschaft ist Ihr Körper anfälliger für Erkältungen, Fieber und verschiedene andere Viren, weil Ihr Körper das Immunsystem unterdrückt, um sicherzustellen, dass die Schwangerschaft nicht abgestoßen wird.

Woche 15

Um die 15. Woche herum fängt das Baby an, Schluckauf zu haben, auch wenn man ihn noch nicht hören kann, weil die Luftröhre zu diesem Zeitpunkt noch voller Flüssigkeit ist. Ihr Kind hat jetzt die Größe der Plazenta und sein kleines Herz pumpt 23 Liter Blut pro Tag. In seinem Darm bildet sich bereits Mekonium - der erste Kot, den es bei der Geburt ausscheiden wird. Jetzt ist Ihr Baby so groß wie eine Orange und Sie können es in der Hand halten. Bald werden Sie seine ersten Bewegungen spüren können, und das wird der aufregendste Moment Ihrer Schwangerschaft sein, der Moment, in dem Sie wirklich merken, dass es bei Ihnen ist.

Sie werden ein Herzklopfen im Unterleib spüren, und wenn es nicht Ihre erste Schwangerschaft ist, werden Sie diese Bewegungen sogar noch früher spüren. Bis zur 16. Woche nimmt fast jede Frau etwa 4 Kilo zu, wobei die Gewichtszunahme je nach Ausgangsgewicht variiert.

Woche 16

Von dem Moment an, in dem Sie die ersten Bewegungen spüren, werden Sie sie nur als Flimmern in Ihrem Bauch wahrnehmen. Nach ein paar Wochen werden Sie die echten "Tritte" spüren, aber erst um die 20. Sie können nach der Hand des Partners greifen, um ihn daran teilhaben zu lassen. Machen Sie sich nicht zu viele Sorgen, wenn Sie davon überzeugt sind, dass er sie spüren sollte und Ihr Partner hingegen nichts fühlt. Das ist ganz normal, warten Sie noch eine Woche und Sie werden sehen, dass auch er nach und nach die Tritte spüren wird.

Ihr Kind hat jetzt die Größe der Plazenta, und in seinem Darm beginnt sich Mekonium zu bilden, sein erster Stuhl, den es erst nach der Geburt ausscheiden wird.

Ihre Brüste wachsen weiter und manchmal treten die ersten Dehnungsstreifen auf. Es kann sein, dass Sie die Linea nigra auf Ihrem Bauch sehen, die nach der Geburt wieder verschwindet.

Ihre Gebärmutter hat jetzt die Größe einer kleinen Melone, und in dieser Phase treten die ersten Rückenschmerzen auf.

Woche 17

Zwischen der 16. und 18. Woche kann der Gynäkologe eine Mini-Morphologie-Ultraschalluntersuchung durchführen, d. h. er kann damit beginnen, die Morphologie des Fötus zu überprüfen und sich zu vergewissern, dass sich die wichtigsten Organe und Gliedmaßen bis dahin korrekt gebildet haben. Eine 100-prozentige Sicherheit gibt es erst bei der morphologischen Ultraschalluntersuchung einige Wochen später, aber in der Zwischenzeit gibt es recht zuverlässige Hinweise. Sie können mit der Messung des Gehirns und der Seitenventrikel, des Kleinhirns, der Lippen, der Zähne und der Augenlinse, der gesamten Wirbelsäule, des Brustkorbs, des Herzens, des Magens, der Nieren und aller Organe beginnen, die zu diesem Zeitpunkt der Schwangerschaft bereits beobachtet werden können.

Gelegentlich kann es aufgrund des erhöhten Blutflusses zu Schwindelgefühlen oder Ohnmachtsanfällen kommen, daher sollten Sie viel trinken, um dies zu vermeiden. Möglicherweise bemerken Sie in dieser Zeit auch eine Zunahme des Speichelflusses, was lästig ist, aber vorbeigeht! Vielleicht bemerken Sie auch einige Flecken auf Ihrem Gesicht, die berühmte "Schwangerschaftsmaske", aber diese verschwinden nach der Geburt.

Fünfter Monat

Von Woche 17 + 5 Tage bis Woche 21 + 6 Tage

Woche 18

Die Bewegungen Ihres Babys werden Sie Tag und Nacht begleiten, sobald sie gut definiert sind, und es wird sich entscheiden, sich viel zu bewegen, vor allem wenn Sie liegen, sodass Sie vielleicht nicht mehr so gut schlafen können, aber das hat einen guten Grund. Sie werden selbst merken, wenn es sich unwohl fühlt. Ihr Baby wird anfangen, sich wie ein wildes Pferd zu bewegen, und Sie werden die Position ändern, damit es sich wohler fühlt. Besonders für Mütter, die es gewohnt sind, auf dem Bauch zu schlafen, wird das Stillkissen sehr nützlich sein. Bei der Geburt brauchen Sie es, um es während des Fütterns bequem zu haben, aber im Moment wird es Ihren Bauch stützen und Ihnen und dem Baby helfen, es während der Nickerchen oder Nächte bequemer zu haben.

Sie werden wahrscheinlich Atemnot haben und ein Unbehagen im unteren Rücken verspüren, manchmal sogar Schmerzen. Durch das Gewicht der Gebärmutter auf Ihrer Blase werden Sie sicherlich häufiger Wasser lassen müssen und Ihr Gewicht nimmt zu. Versuchen Sie, innerhalb der Grenzen Ihres Ausgangsgewichts zu bleiben.

Woche 19

Um die 19. Woche herum ist das Baby in der Lage, Geräusche von außerhalb des Mutterleibs wahrzunehmen, und es sieht mehr und mehr wie ein Neugeborenes aus, Arme und Beine sind proportioniert und die Gesichtszüge sind gut ausgeprägt. In dieser Zeit wird "braunes Fett" gebildet, das eine Energiequelle für das Neugeborene darstellt. Die Augenlider sind noch fest geschlossen, und das Baby ist zu Beginn des fünften Monats etwa 25 cm lang. Bis zu diesem Zeitpunkt wird das Baby vom Scheitel bis zum Gesäß gemessen, da die Position noch zu eingerollt ist. Ab der 20. Woche wird auch die Länge der Beine bis zur Ferse gemessen.

In der 19. Woche schlägt der Gynäkologe eine morphologische Untersuchung vor, eine sehr viel genauere Ultraschalluntersuchung, die die wichtigste Untersuchung während der gesamten Schwangerschaft ist, da sie es ermöglicht, die Morphologie des Babys zu untersuchen und eventuelle Fehlbildungen zu erkennen.

Die Untersuchung wird zu diesem Zeitpunkt durchgeführt, weil der Fötus dann am besten untersucht werden kann und die Fruchtwassermenge optimal ist. Außerdem ist es nach dieser Schwangerschaftsperiode gesetzlich nicht mehr möglich, die Schwangerschaft zu unterbrechen, wenn Sie dies im Falle einer unangenehmen Entdeckung wünschen.

Woche 20

Ihr Baby sieht jetzt ähnlich aus wie bei der Geburt, nur viel kleiner, und sein Herz kann jetzt auch mit einem Stethoskop abgehört werden. Der Darm Ihres Babys beginnt, kleine Mengen Zucker aufzunehmen. Achten Sie also darauf, was Sie essen, denn ab dieser Woche wird Schwangerschaftsdiabetes diagnostiziert, und sehr bald wird Ihr Gynäkologe eine glykämische Belastungskurve verschreiben.

Ihre Kugel ist nun deutlicher zu sehen und auch Ihr Appetit ist zurückgekehrt, da die Übelkeit nicht mehr auftreten sollte. Es kann sein, dass Sie ein intensiveres sexuelles Verlangen haben, und Sie können dies ohne Probleme tun, es sei denn, Ihr Arzt hat Ihnen gegenteilige Anweisungen gegeben.

Rufen Sie zunächst an, um einen Vorbereitungskurs zu besuchen. Sie können sich an das Krankenhaus oder die Beratungsstelle in Ihrer Nähe wenden.

Woche 21

Ihr Baby hat nun einen regelmäßigeren Schlafrhythmus entwickelt und ein Stethoskop reicht aus, um die Herztöne zu erkennen, ohne dass eine Ultraschalluntersuchung erforderlich ist. Sein kleiner Körper wiegt etwa ein halbes Kilo, was etwa einem Siebtel seines endgültigen Gewichts entspricht. Ihr Baby kann jetzt blinzeln und hat Wimpern und Augenbrauen gebildet. In Kürze werden die Knochen nicht mehr deutlich sichtbar sein, da sich das Fett um sie herum bildet und die Haut weniger durchsichtig wird.

Im sechsten Monat, dem letzten des zweiten Trimesters, werden Sie immer häufigere und kräftigere Bewegungen bemerken, sogar im Stehen oder beim Gehen.

Ihre Gebärmutter dehnt sich aus, und in dieser Phase können Sie Wadenkrämpfe bekommen, die unangenehm sein können. Aus Ihren Brustwarzen kann Kolostrum austreten, die erste Flüssigkeit, die von der Brust tropft wird und sich in Milch umwandelt, sobald das Baby richtig ansaugt.

Sechster Monat

Von Woche 22 + 0 Tage bis Woche 26 + 2 Tage

Woche 22

Jetzt wiegt Ihr Baby ein halbes Kilo, aber in den nächsten Wochen wird es einen großen Wachstumsschub geben. Der Teil des Gehirns, der für das Gedächtnis zuständig ist, bereitet sich darauf vor, dass die Zellen miteinander kommunizieren. Während des Schlafs macht das Baby nun sehr schnelle Augenbewegungen, die für die REM-Phase charakteristisch sind. Knochen und Organe sind noch deutlich durch die Haut zu sehen, die allmählich immer weniger durchsichtig wird.

Wenn Sie unter Rückenschmerzen leiden, kann dies die Schmerzen verschlimmern. Versuchen Sie, sich mit warmen Umschlägen oder einer sanften Massage zu entspannen. Ihre

Gebärmutter reicht jetzt etwa 4 Zentimeter über Ihren Nabel, Sie können unter Schmerzen im Karpaltunnel leiden, was nach der Geburt jedoch von selbst wieder verschwindet.

Woche 23

Um die 23. Woche herum kann sich das Baby bei sehr lauten Geräuschen erschrecken und Sie können einen starken Ruck im Mutterleib spüren. Wenn die Hände voll entwickelt sind, kann es sie zu seinen Ohren führen, um sich vor plötzlichen Geräuschen zu schützen. Ein sehr interessanter Gedanke ist, dass das Baby beginnt, ein primitives Gedächtnis zu entwickeln, was bedeutet, dass die Stimmen und die Musik, die es hört, in seinem Gehirn eingeprägt bleiben.

In dieser Zeit bemerken Sie vielleicht, dass Sie aufgrund der Verlagerung des Schwerpunkts Ihrer Gebärmutter etwas seltsam gehen. Seien Sie besonders vorsichtig, wenn Sie Treppen hinauf- und hinuntersteigen. Vielleicht bemerken Sie, dass Ihr Zahnfleisch blutet. Wenn Sie können, vereinbaren Sie einen Termin beim Zahnarzt, um zu prüfen, ob Karies vorhanden ist und behandelt werden muss.

Woche 24

Die Lungen entwickeln sich, wenn sie ihre ersten Atemzüge machen und eine Substanz produzieren, die verhindert, dass sie beim Atmen zusammenkleben oder kollabieren. Darüber hinaus übt das Baby das Saugen und bereitet sich darauf vor, gestillt zu werden.

Die Blutgefäße in der Lunge entwickeln sich und die Nasenlöcher beginnen sich zu öffnen. Seine Haut sieht jetzt stumpfer aus und die Großhirnrinde, der Teil des Gehirns, der Emotionen, Denken, Planung und Problemlösung steuert, entwickelt sich.

Die Bewegungen, die Sie jetzt in Ihrem Bauch spüren, sind rhythmisch und konstant, was bedeutet, dass Sie den Schluckauf Ihres Babys hören können. Sie können versuchen, Ihr Baby von außen zu stimulieren, und es wird mit einer Bewegung im Mutterleib reagieren. In dieser Phase können Sie Zwischenrippenschmerzen, Kopfschmerzen und einige vorbereitende Kontraktionen verspüren, die nicht schmerzhaft sind, aber Sie werden spüren, wie sich Ihr Bauch versteift.

Woche 25

Ihr Baby wiegt jetzt etwa 750 Gramm und sein kleines Gehirn befindet sich in einer großen Wachstumsphase, sodass 50 % seiner Energie darauf verwendet wird. In der Lunge Ihres Babys entwickeln sich die Lungenbläschen, die den Austausch von Sauerstoff und Kohlendioxid ermöglichen. Im dritten Trimester wird die Haut Ihres Babys mit Fett gefüllt sein, jetzt ist sie stumpf und faltig. Seine Wirbelsäule besteht aus 1000 Bändern, 150 Gelenken und 33 Wirbelkörpern.

Inzwischen können auch Andere die Tritte Ihres Babys spüren, und aufgrund der Größe Ihres Bauches fällt es Ihnen vielleicht schwer, kleine alltägliche Aufgaben wie das Binden Ihrer Schuhe oder das Autofahren zu erledigen. Leider werden sich Ihre Rückenschmerzen nicht bessern, sodass es Ihnen auch schwer fallen wird, zu schlafen. Versuchen Sie, sich mit einem Stillkissen zu helfen, das Ihren Bauch oder Rücken stützt.

Woche 26

Der sechste Monat endet in der 26. Schwangerschaftswoche, wenn das Baby etwa 850 Gramm wiegt und 36 Zentimeter lang ist, was in etwa der Größe einer Papaya entspricht. Zu diesem Zeitpunkt der Schwangerschaft wird bescheinigt, dass das Baby bei einer

Frühgeburt eine Überlebenschance von 89 % hat, je nach Gesundheitszustand der Mutter und der Ursache der Frühgeburt. Eine nützliche Maßnahme, die Sie ergreifen können, ist die Einnahme von wenig Koffein, um einer Frühgeburt vorzubeugen, das Trinken von viel Wasser und ein weiterer Tipp ist das Packen Ihrer Entbindungstasche, denn man weiß nie, was und wann es passiert.

Der Körper neigt dazu, am Nachmittag Flüssigkeit einzulagern, sodass Sie sich am Abend stärker aufgebläht fühlen. Ihre Gebärmutter hat fast Ihren Brustkorb erreicht, was bedeutet, dass Sie kurzatmig sind. Das kann unangenehm sein, ist aber weder für Sie noch für das Baby gefährlich.

DRITTES TRIMESTER - ES SCHEINT NUR NOCH EINE FRAGE DER ZEIT ZU SEIN... ABER GLAUBEN SIE BLOSS NICHT, DASS DIE ZEIT SO SCHNELL VERGEHEN WIRD!

Siebter Monat

Von Woche 26 + 3 Tage bis Woche 30 + 4 Tage

Woche 27

Im engen Zuhause des Babys hat das Fruchtwasser abgenommen, um Platz für das Baby und sein Wachstum zu schaffen, sodass Bewegungen viel intensiver wahrgenommen werden als früher, als man sich konzentrieren musste, um einen einzigen Tritt zu spüren. In der 27. Woche beginnt das Baby, das Licht außerhalb seiner Welt zu erkennen, es nimmt die Dunkelheit und das Licht draußen wahr, sein Muskeltonus entwickelt sich mehr und mehr, ebenso wie sein Fett, das es ihm ermöglicht, bei der Geburt warm zu bleiben. Seine Lungen sind zunehmend bereit, zu atmen.

Ihr Gedächtnis spielt Ihnen seltsame Streiche, und dieser Zustand ist auf die emotionalen Auswirkungen der Schwangerschaft zurückzuführen. Der erhöhte Druck auf Ihre Blase führt dazu, dass Sie immer häufiger zur Toilette gehen müssen, und zwar zu jeder Tageszeit, leider auch nachts. Wenn Sie endlich eine bequeme Position gefunden haben, werden Sie feststellen, dass es an der Zeit ist, auf die Toilette zu gehen. Im Durchschnitt haben die Mütter in dieser Zeit bisher zwischen 8 und 11 Kilo zugenommen.

Woche 28

Auch wenn die Augen bereits eine gewisse Farbe haben, ist für die endgültige Pigmentierung eine Lichteinwirkung erforderlich. Die endgültige Farbe der Augen wird in jedem Fall erst 9 Monate nach der Geburt. Bei der Geburt sind die Augen aller Babys azurblau, eine Farbe ähnlich dem Graublau, die sich mit der Zeit verändert.

Um die 28. Woche herum können Sie beginnen, sich Gedanken über das Schlafzimmer zu machen, oder zumindest über die Ecken und Gegenstände, die Sie Ihrem Baby widmen wollen. Später werden Sie sehen, was es wirklich braucht, was überflüssig ist und was vielleicht später je nach Bedarf gekauft werden kann.

Wenn Sie bei einer Blutuntersuchung Rhesus-negativ sind, erhalten Sie in dieser Woche eine Injektion, um Komplikationen bei künftigen Schwangerschaften zu vermeiden. In dieser Zeit können Sie starke Beschwerden in der Blase oder im Darm verspüren, die Sie mit einem angenehm heißen Bad lindern können.

Woche 29

Das Gehirn Ihres Babys kümmert sich um seine Körpertemperatur und kontrolliert seine Atmung. Seine Haut sieht langsam so aus wie bei der Geburt, weniger faltig. Im Mutterleib ist es natürlich dunkel, aber Ihr Baby kann jetzt mit weit geöffneten Augen sehen. Ihr Baby ist etwa 40 Zentimeter lang und wiegt etwa 1,5 Kilo, im Knochenmark bilden sich rote Blutkörperchen.

Zu diesem Zeitpunkt sind die Lungenbläschen mit einer Flüssigkeit gefüllt, die dem Baby hilft, seinen ersten Atemzug zu machen, wenn es auf die Welt kommt. Von diesem Moment an kann sich das Baby jederzeit in die Geburtsposition begeben.

In Ihrem Bauch ist jetzt nicht mehr viel Platz. Sie werden nur noch kleine Mahlzeiten vertragen, und nachts können die Krämpfe schlimmer werden. Wenn Sie einen Krampf haben, können Sie versuchen, die Ferse auf den Boden zu stellen und den Muskel schnell zu dehnen. Ihre Gebärmutter reicht jetzt etwa 10 Zentimeter über den Nabel hinaus.

Woche 30

Um die 30. Woche herum wird das Baby 1,5 kg wiegen und weiterhin subkutanes Fett ansammeln. Von jetzt an bis zur Geburt nimmt es bis zu 250 Gramm pro Woche zu, eine Gewichtszunahme ist also völlig normal. Die Lunge ist das letzte Organ, das sich bildet, und das Kleine verbringt 30-40 % seiner Zeit mit Atemübungen. In den letzten Wochen hat sich das Volumen der Nierendrüsen verdoppelt.

Ihre Gebärmutter nimmt jetzt viel Platz in Anspruch, sodass Sie nachts und besonders in den Beinen viel Unbehagen verspüren werden. Wenn Sie Zwillinge erwarten, könnten Ihre Babys schon bald auf die Welt kommen, also fangen Sie an, Ihre Tasche zu packen, wenn sie noch nicht ganz fertig ist.

Achter Monat

Von Woche 30 + 5 Tage bis Woche 35 + 0 Tage

Woche 31

Um die 31. Woche, d. h. zu Beginn des achten Monats, beginnt das ungeborene Kind, sich auf den Kopf zu stellen. Babys, die in diesem Stadium der Schwangerschaft geboren werden, haben eine hohe Überlebenschance, auch wenn sie natürlich noch medizinische Hilfe benötigen.

In der Gebärmutter ist nicht mehr viel Platz, sodass Sie die Bewegungen Ihres Babys sehr stark spüren werden, und auch von außen werden Sie sehen, dass sich der Bauch viel bewegt. Die Bewegungen werden zwar ruhiger, aber nicht weniger. Wenn Sie mehrere Stunden lang keine Bewegungen des Babys spüren, versuchen Sie es zunächst durch Berühren oder Essen von etwas Süßem zu stimulieren. Wenn sich die Situation nicht ändert, gehen Sie in die Notaufnahme oder zu Ihrem Frauenarzt, um sich untersuchen zu lassen. Denken Sie immer daran, dass alles in Ordnung ist, wenn der Fötus innerhalb von 12 Stunden nicht weniger als 10 Bewegungen macht, wobei jedes Strampeln als Bewegung gilt. Wenn Sie keine oder nur wenige Bewegungen spüren, verschieben Sie den Arztbesuch nicht auf den nächsten Tag, sondern erledigen Sie es sofort, ohne in Panik zu geraten. Besser eine Kontrolle mehr als eine weniger, sonst könnte es zu spät sein.

Die Organe über der Gebärmutter haben jetzt so wenig Platz, dass Sie fast täglich unter Sodbrennen, Verstopfung oder Kurzatmigkeit leiden, an die Sie sich bis zum Ende der Schwangerschaft gewöhnen müssen. Das Hormon Relaxin lockert Ihre Gelenke, um Sie auf die Geburt vorzubereiten. Machen Sie sich also keine Sorgen, wenn Sie anfangen, wie eine Ente zu laufen - das ist ganz normal!

Woche 32

In der 32. Woche erkennt das Baby Tag und Nacht perfekt, sowohl an unseren Bewegungen als auch am Licht, das es wahrnimmt, und es kann alle fünf Sinne nutzen, die es im Laufe der Monate entwickelt hat: Es kann sich umsehen, Ihre Stimme hören, das Fruchtwasser schmecken und alles greifen, was es erreichen kann.

Der Durchmesser des Kopfes kann verkleinert werden, um den Durchgang durch den Geburtskanal zu ermöglichen, und wenn es sich entscheidet, jetzt auf die Welt zu kommen, werden die Lungen fast vollständig autonom sein und das Baby wird nur noch wenig medizinische Hilfe benötigen.

Trotz der Schmerzen und Beschwerden, die Sie in diesen Wochen haben, werden Sie sich auf die Geburt freuen, also fangen Sie am besten an, einen Geburtsplan zu erstellen und sprechen Sie mit Ihrem Arzt darüber. Wenn bei Ihnen Symptome wie plötzliche Schwellungen, Bauchschmerzen, Erbrechen, Übelkeit und starke Kopfschmerzen auftreten, informieren Sie sofort Ihren Arzt.

Woche 33

Zu diesem Zeitpunkt sind die meisten Haare am Körper Ihres Babys ausgefallen, bei der Geburt sind nur noch sehr wenige vorhanden. Das Immunsystem des Babys ist nicht mehr von der Plazenta abhängig, es wird autoimmun und schützt Ihr Baby ein Leben lang. Ihr Baby scheidet täglich bis zu einem halben Liter Urin aus, also legen Sie sich einen Vorrat an Windeln an!

Ihr Baby nimmt jetzt noch zu, aber Ihr Gewicht wird sich stabilisieren. Ihr Blutzucker kann abfallen, also essen Sie viele kleine Snacks öfter am Tag. Ihre Augen können gereizt sein und Sie sehen weniger klar, aber diese Veränderungen sind vorübergehend und gehen bald wieder vorbei.

Woche 34

Ihr Baby wiegt jetzt etwa 2,5 Kilo, die Zwillinge werden etwas weniger wiegen, weil sie in Ihrem Mutterleib weniger Platz zum Wachsen haben. Das Gewicht Ihres Babys wird bis zur Geburt weiter zunehmen, und dieses Gewicht hängt hauptsächlich mit dem braunen Fettgewebe zusammen, das wichtig ist, weil es Ihr Baby in den ersten Lebenswochen warm hält.

Ihr Körper bereitet sich auf die Geburt vor und Ihr Gebärmutterhals hat sich vielleicht schon geweitet. Vielleicht finden Sie den Schleimpfropf in Ihrer Unterwäsche, was ein Zeichen dafür ist, dass die Wehen näher rücken. Wenn das Baby auf dem Kopf liegt und zur Geburt bereit ist, werden Sie die Tritte in den Rippen spüren. Haben Sie noch etwas Geduld.

Woche 35

Ihr Baby ist jetzt etwa 47 Zentimeter lang und wiegt 2,70 Kilo. Das Zahnfleisch hat bereits zahnähnliche Strukturen, aber diese erscheinen erst im vierten oder fünften Lebensmonat. Wenn Sie Zwillinge erwarten, können die Wehen jederzeit einsetzen, da die Zwillinge in Ihrem Bauch keinen Platz mehr haben, um sich zu bewegen.

Wenn das Baby nach unten gewandert ist, können Sie etwas besser atmen und haben weniger Sodbrennen, was ein gutes Zeichen dafür ist, dass es ins Becken gewandert ist. Die Muskeln der Gebärmutter sind sehr stark und halten es an ihrem Platz. Sie werden das Nestbau-Syndrom erleben, was bedeutet, dass Sie alle seine Sachen aussortieren und das Zimmer aufräumen wollen, um sicherzustellen, dass alles perfekt ist, wenn Ihr Baby kommt. Sie werden sehr viel Energie haben, die Sie dazu drängen wird, das "große Putzen" zu erledigen, aber sparen Sie sich Ihre Energie für die Geburt auf.

Neunter Monat

Von Woche 35 + 1 Tag bis Woche 40 + 0 Tage

Woche 36

In der 36. Schwangerschaftswoche wird Ihr Baby etwa 2 Kilo und 800 Gramm wiegen, 48 Zentimeter lang sein und bis zur Geburt etwa ein Kilo zunehmen. Von nun an ist das Baby dicker, und wenn es jeden Moment auf die Welt käme, bräuchte es den Inkubator nicht mehr und wäre in der Lage, selbständig zu atmen. In der Regel dreht sich das Baby um die 36. Woche herum bereits mit dem Kopf nach unten, kann sich aber jederzeit noch umdrehen, sogar bis kurz vor der Geburt. Die gleiche Situation kann auch in umgekehrter Richtung auftreten: Babys in Steißlage (mit den Füßen nach unten) sind nicht unbedingt in der Lage, ihren Kopf bis zum Ende nach unten zu drehen, sodass sie auf natürliche Weise geboren werden können.

Die Nägel des Babys sind noch sehr weich und wachsen weiter. Sobald das Baby geboren ist, werden Sie den Drang verspüren, sie zu schneiden, aber es ist ratsam, noch ein paar Wochen zu warten, da sie sehr empfindlich sind und Sie sie beschädigen könnten.

Es kann sein, dass Sie vaginalen Ausfluss haben. Das ist der Schleimpfropf, der sich langsam zurückbildet. Die Leute werden bemerken, dass die Kugel "abgesunken" ist, und Sie können sich freuen, weil Ihre Organe mehr Platz haben werden. Die Plazenta wiegt im Moment etwa 700 Gramm, ihre Arbeit ist fast getan.

Woche 37

Der Schädel Ihres Babys ist noch weich, damit es durch den Geburtskanal gleiten kann. Das Baby nimmt viel Fruchtwasser auf. Das Mekonium, sein erster Kot, den es bei der Geburt ausscheidet, hat eine sehr dunkle Farbe. Erschrecken Sie nicht, das ist normal.

In dieser Phase wächst Ihr Baby mit etwa 30 Gramm pro Tag, Sie werden mehrere Braxton-Hicks-Kontraktionen erleben, die jetzt schmerzhaft, aber unregelmäßig werden können. Diese Wehen dienen dazu, der alternden Plazenta mehr Blut zuzuführen, um das Wohlbefinden des Babys zu gewährleisten. Echte Wehen sind stark und regelmäßig, sodass Sie sie nicht verwechseln können.

Woche 38

An der Schwelle zur 38. Schwangerschaftswoche macht das Baby nicht mehr so viele Drehungen, stattdessen spüren Sie viel mehr anhaltende Tritte unter den Rippen, die Art der Bewegung ist ganz anders als vorher, aber die Häufigkeit sollte immer gleich bleiben, also beobachten Sie es immer. In dieser Zeit verlangsamt sich das Wachstum des Babys, und das Baby trainiert für das Leben außerhalb des Bauches, der voraussichtliche Geburtstermin ist sehr nah!

In dieser Woche wiegt Ihr Baby etwa 3,2 Kilo und sammelt weiterhin Fett an, jetzt pinkelt es in regelmäßigen Abständen. Die Haare sind fast vollständig ausgefallen und der Rest wird bald nach der Geburt ausfallen.

Sie sollten das Baby so bald wie möglich weiter abtasten, jede geringere Bewegung während des Tages sollte gemeldet werden, gehen Sie so bald wie möglich zur Kontrolle zum Arzt. Sie werden sich jetzt ängstlich fühlen, aber wenn es Ihr erstes Kind ist, sollten Sie wissen, dass der voraussichtliche Geburtstermin oft um etwa 5

Tage überschritten wird, es sei denn, die Entbindung wird wegen irgendwelcher Probleme früher eingeleitet.

Woche 39

Ab der 39. Woche ist das Baby bereit, auf die Welt zu kommen! Sein Körper besteht aus etwa 300 Knochen, das sind mehr als bei einem Erwachsenen, da viele Knochen nach der Geburt miteinander verschmelzen. Zu diesem Zeitpunkt können Babys bis zu 4 Kilo oder mehr wiegen. Sie können sich ein pummeliges, süßes Baby vorstellen, das Sie unbedingt in den Arm nehmen wollen, und so wird es auch sein, aber Sie sollten wissen, dass es gleich nach der Geburt geschwollene Augen oder Ausschläge haben kann, da es während der Geburt sehr stark beansprucht wird. Auch sein Kopf kann eine seltsame Form annehmen, aber sobald es auf der Welt ist, normalisiert es sich im Laufe der Tage.

Normalerweise wiegen die Babys zu diesem Zeitpunkt zwischen 3 und 3,7 kg, aber einige wiegen auch mehr als 4,5 kg. In diesem Fall ist es wahrscheinlich, dass sie früh oder per Kaiserschnitt entbunden werden.

Sie fühlen sich schon sehr dick und ein Spaziergang kann Ihnen helfen, sich besser zu fühlen und die Wehen anzuregen. Ihre Knöchel werden wahrscheinlich geschwollen sein, also ruhen Sie Ihre Füße aus und legen Sie die Beine hoch, wenn Sie können. Wenn Sie spüren, dass Flüssigkeit aus Ihrer Vagina austritt, ähnlich wie beim unfreiwilligen Urinieren, ist Ihre Fruchtblase wahrscheinlich geplatzt und Sie müssen ins Krankenhaus.

Woche 40

In der 40. Woche haben Sie Ihr Baby vielleicht noch im Bauch, aber wenn es bereit ist, herauszukommen, wird sein Körper Hormone abgeben, die dann den Blasensprung und den Beginn der Wehen auslösen.

Ihr Baby hat möglicherweise mehr Haare und ist aufmerksamer als Babys, die vor der 40. Woche geboren wurden.

Sie werden sehr müde von der Schwangerschaft sein und sich auf die Geburt Ihres Babys freuen, also versuchen Sie weiterhin einige Methoden, um die Wehen einzuleiten, wie z. B. Laufen oder Sex haben. Ernähren Sie sich gesund, denn Sie werden Kraft und Energie brauchen, um das große Ereignis zu bewältigen.

Wenn das Baby in der 41. Woche immer noch nicht herauskommen will, wird die Geburt wahrscheinlich eingeleitet, und das Baby kann mehr sichtbare Hautflecken haben, die auf den langen Aufenthalt in der Gebärmutter zurückzuführen sind.

“Die Geburt ist das einzige Blind-Date, bei dem du sicher sein kannst, die Liebe deines Lebens zu treffen”

Anonym

KAPITEL 5
DAS "VIERTE" TRIMESTER: SIE SIND JETZT EINE MAMA! WAS BRINGT DAS MIT SICH?

Der Zeitraum von sechs bis acht Wochen nach der Geburt wird als Wochenbett bezeichnet. In dieser Zeit werden die neuen Beziehungen in der Familie geknüpft, Sie und Ihr Baby lernen sich zum ersten Mal kennen, Sie beginnen, Ihren neuen Rhythmus zu finden, sich an ihn anzupassen und versuchen, ihn entsprechend Ihren Bedürfnissen und denen Ihres Babys zu ändern.

Diese erste Zeit wird voller Entdeckungen sein, in der Sie sich ausschließlich dem Baby widmen, seinen Bedürfnissen, ihm Wärme und Schutz geben, wie es nur eine Mutter und ein Vater tun können. Sie müssen sich jetzt daran gewöhnen, mit Ihrem Baby zusammen zu sein, das bis vor kurzem noch eins mit Ihrem Körper war. Nun seid ihr zwei getrennte und einzigartige Lebewesen, und Ihre Aufgabe wird es sein, sich um ihn zu kümmern und sich an Ihre neue Rolle und an die unterbrochenen Schlafzeiten anzupassen. Deshalb können Sie sich so viel Zeit nehmen, wie Sie brauchen, um zu Hause mit dem Baby allein zu sein, mit dem Papa. Wenn nötig, bitten Sie um Hilfe, lassen Sie sich von

Eltern und Schwiegereltern im Haushalt helfen, bereiten Sie eine Kleinigkeit zu essen zu, und wenn Sie Lust haben, lassen Sie sie das Baby sogar halten, damit Sie duschen oder ein Nickerchen machen können.

Die Zeit des Wochenbetts ist sehr wichtig für die Eingewöhnung der Familie und erfordert viel Planung und Unterstützung durch die Menschen, die Ihnen nahestehen. Sorgen Sie dafür, dass Sie sich ausreichend ausruhen und dass Ihre Prioritäten für Sie und Ihr Umfeld klar sind. Sie brauchen regelmäßige Mahlzeiten, eine angenehme Umgebung ohne unnötigen Stress: Einladungen nach Hause können verschoben werden, ebenso wie das Ausgehen mit Freunden. Jetzt ist es an der Zeit, sich auf Ihre eigenen Bedürfnisse und die des Babys zu konzentrieren. Versuchen Sie, den Vater mit einzubeziehen - denken Sie nicht, dass Sie alles selbst machen müssen. Viele Mütter glauben, dass sie nicht gut genug sind und konzentrieren sich nur auf das Baby, um keine Fehler zu machen. Es geht auch umgekehrt, dass Sie denken, nur sie wüssten, was das Beste für ihr Baby ist. Das mag stimmen, aber: Wenn Sie Ihren Freunden oder den Großeltern nicht die Möglichkeit geben, Ihnen zu helfen, werden sie Ihr Kind nicht kennenlernen, und wenn Sie dann Hilfe brauchen, werden Sie die Situationen allein bewältigen müssen. Auch im Geburtsvorbereitungskurs wird erklärt, wie wichtig der Vater in diesen Momenten ist: Man kann mit ihm das erste Bad des Babys teilen, dem Vater auch erklären, welches Waschmittel Sie für Ihr Baby gekauft haben, und ein Team sein, sicherstellen, dass Sie beide wissen, wie man alles macht. Es wird immer vorkommen, dass die Mutter Bedürfnisse hat, selbst wenn sie nur auf die Toilette muss oder sich ein wenig ausruhen möchte, und in diesen Fällen weiß der Vater, wie er sich um das Baby kümmern muss, genau wie die Mutter.

WIE DER KÖRPER DER MUTTER REAGIERT

Viele Frauen fühlen sich nach der Geburt insgesamt gut, auch wenn sie sich in den ersten Tagen oder Wochen etwas unwohl fühlen. Andere Frauen fühlen sich je nach Art der Geburt sehr schlecht und brauchen vielleicht Hilfe, um auf die Toilette zu gehen oder zu duschen. In den ersten Tagen ist es normal, dass Sie im Genitalbereich Schmerzen haben, vor allem, wenn Sie genäht werden mussten, oder wenn Sie Blutergüsse oder Hämorrhoiden haben. Sie können Ringelblumentinktur oder ein beruhigendes Kräuterbad genießen, um die Schmerzen zu lindern, die manchmal sehr unangenehm sein können. In den ersten Tagen nach der Geburt kann es sein, dass Sie sich beim Wasserlassen oder Stuhlgang besonders unwohl fühlen. Wenn Sie genäht wurden oder einen größeren Riss haben, mag das zunächst unglaublich weh tun, aber es wird im Laufe der Tage besser werden. Wenn die Schmerzen weiterhin anhalten, informieren Sie Ihre Hebamme, damit sie nach Infektionen oder anderen Problemen sehen kann. Der Bauch mag sich schlaff anfühlen, doch ermutigen Sie sich, auf Ihren Bauch schauen. Seien Sie auf den Anblick dieses weichen Bauches vorbereitet, denn es ist nur natürlich, dass er so aussieht. Er wurde lange Zeit gedehnt, jetzt müssen Sie ihm Zeit geben, seine normale Form wieder anzunehmen. Sie können ein Gummiband oder eine Bauchdeckenstraffung verwenden, um die Bauchmuskeln zu stützen und das Bauchgewebe zu komprimieren, damit es so schnell wie möglich wieder in seine ursprüngliche Form zurückkehrt, was durch die "Gebärmutterstiche" erleichtert wird, die Sie in den ersten Tagen danach spüren werden.

Wenn Sie einen Kaiserschnitt hatten, werden die äußeren Fäden bei der Entlassung entfernt, aber die Wunde kann noch einige

Tage lang wund sein. Daher ist es im Allgemeinen ratsam, nicht zu baden, sondern kurz zu duschen, damit die Wunde trocken bleibt und so schnell wie möglich heilt, und Sie werden beraten, wie Sie die Wunde verbinden sollen. Ihre Bauchmuskeln können sehr schnell wieder straff werden, wenn sich das elastische Gewebe wieder zusammenzieht, aber das kann auch lange dauern. Es dauert ungefähr bis zu sechs Monate oder ein Jahr, bis Sie wieder in Form sind.

Wenn Sie während der Geburt viel Blut verloren haben oder anämisch waren, kann Ihr Hämoglobinspiegel sinken, sodass Sie sich sehr müde oder energielos fühlen. In diesem Fall können Ihnen in den ersten drei Monaten Eisenpräparate verschrieben werden.

Was die Ernährung anbelangt, so sollten Sie sich weiterhin gesund und ausgewogen ernähren, damit Sie schnell wieder fit werden und, falls Sie stillen, Ihr Baby mit den richtigen Nährstoffen versorgen können. Vermeiden Sie Koffein und Alkohol, die unweigerlich an das Baby weitergegeben werden. Wenn Sie so etwas einnehmen wollen, tun Sie es sofort nach dem Füttern, damit Sie alles aus Ihrem System herausbekommen, bevor Sie wieder still. Vermeiden Sie auch den Verzehr von zu vielen Hülsenfrüchten, da diese bei Ihrem Baby zu Koliken führen können.

DAS NEUGEBORENE BABY

Jedes Kind ist einzigartig, manche sind ruhiger, andere brauchen mehr Zeit, um sich in dieser neuen Welt, die sie gerade kennen gelernt haben, zurechtzufinden. In den ersten Tagen werden Sie ganz in der Mutterrolle aufgehen, Ihr Baby kennenlernen und verstehen, was es braucht. Sie werden sofort lernen, seine Bedürfnisse zu kennen, zu verstehen, wann es Hunger hat oder wegen seiner Windel weint, und wenn Sie sich unzulänglich fühlen, machen Sie sich keine Sorgen, das ist völlig normal: Mit der Zeit wird das Baby größer, Sie werden es kennenlernen und alles wird so natürlich und automatisch sein, dass Sie sich nicht einmal mehr an die Sorgen erinnern werden, die Sie hatten.

1. **Körperliche Merkmale des Neugeborenen und worauf man achten muss**

Der Kopf des Babys ist der größte Teil seines Körpers, die Schädelknochen sind noch nicht zusammengeschweißt, weshalb er flexibler ist als der eines Erwachsenen und sich während der Geburt durch den Vaginalkanal "formen" konnte. Aufgrund dieser natürlichen Geburt kann das Köpfchen eine seltsame, längliche Form haben, die sich aber im Laufe der Tage normalisieren wird. Nach der Geburt befinden sich zwischen den Knochen mit Fasergewebe bedeckte Bereiche, die sehr weich sind und "Fontanellen" genannt werden. Es gibt sechs von ihnen, aber wir erkennen normalerweise nur zwei, die größten und sichtbarsten: Eine befindet sich oben am Kopf in Form einer Raute, und eine dreieckige hintere befindet sich weiter hinten. Die Fontanellen benötigen keine besondere Pflege, der Kopf kann jederzeit regelmäßig gewaschen werden. Achten Sie nur darauf, ob die Fontanelle absinkt oder anschwillt, und informieren Sie in diesem Fall sofort Ihren Arzt, da dies ein Symptom für eine Krankheit sein könnte. Alle Fontanellen sollten sich im Alter von zwei Jahren schließen. Manche Kinder werden mit einem dichten Haarschopf geboren, andere haben fast gar keine Haare. In jedem Fall fallen die Haare innerhalb der ersten drei Monate aus, um Platz für neue Haare zu schaffen.

Babys öffnen ihre Augen sofort nach der Geburt, oft sind die Augenlider aufgrund des Drucks im Geburtskanal etwas geschwollen, aber innerhalb weniger Tage verschwindet die Schwellung. Fast alle Neugeborenen haben graublaue Augen, weil in der Iris kein Melanin vorhanden ist. Wenn das Baby dazu bestimmt ist, blaue Augen zu haben, wird es im Laufe seines Wachstums Melanin produzieren, und etwa im Alter von drei Jahren wird es seine endgültige Augenfarbe erreichen. Manche Babys haben von Anfang an dunkle Augen, insbesondere solche mit dunklerer Haut. Es kann sein, dass Sie gelben, klebrigen Ausfluss an den Seiten der Augen finden. Dies ist auf eine Augeninfektion zurückzuführen, die sich auf diese Weise äußert, indem sie die Augen an den Augenlidern und Wimpern verkrusten lässt. Wenn Ihr Baby weint, werden Sie feststellen, dass es keine Tränen hat, weil die Tränendrüsen ein bis drei Monate nach der Geburt zu arbeiten beginnen.

Es ist normal, dass bei Babys Ohrenschmalz austritt, aber jede andere Art von Auslaufen sollte dem Arzt gemeldet werden. Machen Sie sich keine Sorgen, wenn beim Baden Wasser in die Ohren gelangt, denn die Trommelfelle schützen das Ohr und seine inneren Teile sehr gut. Versuchen Sie auf jeden Fall, sie gut zu trocknen.

Die Zunge des Babys kann vollständig an der Unterseite des Mundes befestigt sein. Im ersten Jahr wächst die Zunge an der Spitze, sodass man sich keine Sorgen um die Fähigkeit zu saugen oder zu essen machen muss. Die Zunge kann aufgrund der Hauptnahrungsquelle, der Milch, eine weißliche Farbe haben. Das Zahnen tritt frühestens ab dem dritten Lebensmonat auf, am häufigsten jedoch um den fünften oder sechsten Monat.

Die Haut bei der Geburt kann vorübergehende Auffälligkeiten zeigen, wie z. B. Flaum, eine feine flaumige Haarschicht, insbesondere bei Frühgeborenen, die innerhalb weniger Wochen verschwindet. Trockene Haut ist typisch für Neugeborene, und es kann hilfreich sein, sie mit Mandelöl zu massieren. Die Hände und Füße des Babys können eine bläuliche Färbung annehmen, weil der Blutkreislauf des Babys möglicherweise nicht effizient genug ist, um alle Extremitäten des Körpers mit Blut zu versorgen. Zunge und Lippen hingegen spiegeln den wahren Zustand des Herzens wider: Wenn sie eine blasse oder bläuliche Farbe annehmen, ist ärztliche Hilfe erforderlich. Außerdem spüren sie sofort nach der Geburt, auch wenn sie im Sommer geboren werden, die Kälte. Sie sind an die Wärme des Bauches ihrer Mutter gewöhnt, deshalb sollten wir sie immer warm halten und nicht denken, dass sie es auch spüren, wenn uns warm ist. Die Farbe ist auf die Anhäufung von Galle im Blutkreislauf zurückzuführen.

Wenige Minuten nach der Geburt hört die Nabelschnur auf zu pulsieren, wird weiß und schlaff, und die Blutgefäße schließen sich spontan. Um diesen Vorgang zu erleichtern, wird die Nabelschnur etwa 2,5 cm vom Bauch entfernt abgebunden und dann durchtrennt. Diese Ligatur wird nach 48 Stunden entfernt, und das Baby wird keine Schmerzen verspüren. Der Stumpf sollte so lange getrocknet werden, bis er von selbst abfällt, d. h. in höchstens sieben Tagen, aber auch früher. Bis dahin muss man versuchen, die Nabelschnur trocken zu halten, ohne sie in irgendeiner Weise zu behandeln, ohne Cremes, Puder oder sonstiges.

Neugeborene atmen etwa doppelt so schnell wie Erwachsene, weil ihre Lungen noch zu klein sind: Ihre Atmung ist flach und wenn sie auf dem Bauch liegen, scheinen sie abwesend zu sein. Die Atmung von Neugeborenen ist oft mit einem Nasengeräusch verbunden, da ihre Nasenlöcher noch winzig sind und erst nach einigen Wochen beginnen, sich zu vergrößern. Sie niesen oft, aber das ist keine Erkältung, sondern ein natürlicher Reflex, der es ihnen ermöglicht, die Atemwege und Nasenschleimhäute zu befreien. Auch Schluckauf ist in der Anfangsphase normal, man hört ihn im Bauch vor der Geburt und auch mehrmals am Tag. Es bedeutet, dass alles gut funktioniert, das Baby lernt zu atmen und hat schon im Mutterleib geübt. Das Einzige, worüber Sie sich Sorgen machen müssen, ist, wenn Ihr Baby auf abnormale Weise atmet, indem es seine Brust einzieht oder sehr schwerfällig oder laut ist.

Als das Baby im Bauch seiner Mutter war, produzierte es Mekonium, eine sehr dunkle Substanz, die sich im Darm ansammelt und als normaler Stuhl ausgeschieden wird, sobald das Baby gestillt. Erschrecken Sie also nicht, wenn Sie diese teerähnliche Masse in der ersten Windel finden. Das Mekonium wird immer heller und verändert auch seine Konsistenz, bis es zu einem komplett senfgelben und bei gestillten Babys auch recht flüssigen Stuhl wird. Wenn das Baby künstlich gestillt wird, ist sein Stuhl dunkler und fester und riecht stärker.

In den ersten Lebenswochen ist es normal, dass das Neugeborene mehrmals am Tag Stuhlgang hat, bis dies seltener wird und der Stuhlgang sogar alle 3 oder 4 Tage erfolgen kann. Mit künstlicher Milch hingegen wird das Baby einmal am Tag Stuhlgang haben. Wenn der Stuhlgang hart ist oder nur selten auftritt, hat das Baby wahrscheinlich Verstopfung.

Der erste Urin Ihres Babys kann rot sein. Erschrecken Sie nicht, denn in der Regel wird es 36 Stunden nach der Geburt zum ersten Mal urinieren, und sein Urin enthält Harnsäurekristalle. Zeigen Sie die Windel auf jeden Fall der Hebamme, sie wird Ihnen sagen, ob alles normal ist oder nicht. Viele Babys neigen dazu, während des Essens zu pinkeln und Stuhlgang zu haben. Das ist normal und bedeutet, dass ihr Darm gut funktioniert.

1. **Erste Annäherungen an das Neugeborene**

Neugeborene überraschen Sie auf eine Art und Weise, die Sie sich nicht vorstellen können. Sie passen sich sofort an ihr neues Leben an. In den ersten Wochen ist ihre Entwicklung sehr schnell, sie reagieren sofort auf äußere Reize und auf die Umwelt um sie herum. Wie pflegt man ein Neugeborenes? Wie beruhigt man es, wenn es schreit? Und wie entwickelt es sich Monat für Monat?

Das Neugeborene ist ein kleines und zartes Wesen, und oft fühlen wir uns nicht in der Lage, seine Bedürfnisse oder sein Unbehagen zu verstehen. Wir können versuchen, das Hunger- oder Schlafbedürfnis zu stillen, wenn das Baby weint, denn das sind seine Hauptbedürfnisse. Dann sollten Sie versuchen, es zu füttern (gestillt wird nach Bedarf, also könnte es hungrig sein, auch wenn eine bestimmte Zeit noch nicht vergangen ist). Falls es sich weigert, könnte es schläfrig sein: Durch wiegen oder streicheln können Sie versuchen, ob es schlafen kann. Sie müssen keine Angst haben, wenn Händchen und Füßchen kalt werden, denn, wie bereits erklärt, ist das Neugeborene noch nicht in der Lage, das Blut im ganzen Körper zirkulieren zu lassen: Daher können die äußersten Gliedmaßen immer ein wenig kalt sein. Stattdessen können Sie den Bauch des Babys berühren und beurteilen, ob ihm kalt oder warm ist, oder sogar die Temperatur der kleinen Nase. In diesem Fall sollten sie Ihr Kind mit einer Decke, einem dickeren Strampler oder einer Jacke zudecken. Wenn es kalt ist, können Sie trotzdem mit Ihrem Kind nach draußen gehen. Wichtig ist, dass Sie es gut zudecken, also mit einem Strampler, einem Mantel, einer Decke (auch einer doppelten) und vor allem einer Mütze, denn die Körperwärme wird hauptsächlich über den Kopf abgeleitet.

Wenn es in der Umgebung des Babys 30°C hat, kann es sich heiß anfühlen, daher sollten Sie es so frei wie möglich anziehen, auch ohne Windel, um die Bildung eines Ausschlags zu vermeiden. Wenn ein so kleines Baby zu dick angezogen ist, kann dies zu einem Temperaturanstieg und einem Hautausschlag wie Sudamina führen. Wenn dem Baby heiß ist, wird es rot anlaufen und weinen. In diesem Fall können Sie versuchen, ihm ein wenig Luft zuzufächeln, es in warmes Wasser zu tauchen oder es mit einem Schwamm am ganzen Körper abzutupfen, um seine Körpertemperatur zu senken. Diese Methoden sind auch bei Fieber nützlich, aber fragen Sie dabei Ihren Kinderarzt um Rat.

Windeln sollten so oft wie nötig gewechselt werden, vor allem, wenn sie mit Fäkalien verschmutzt sind (in der Regel nach dem Essen), denn wenn sie lange Zeit mit der zarten Babyhaut in Berührung bleiben, können sie Reizungen verursachen und Ihr Baby wird unruhig. Es kann einige Zeit dauern, bis Ihr Baby Freude daran hat, während des Windelwechsels nackt zu sein. Wenn Sie also anfangs Unbehagen bei ihm feststellen, sollten Sie es schnell machen, doch wenn es anfängt, Freude daran zu finden, können Sie dieser Tätigkeit auch ein wenig Zeit widmen, damit es sich wohl und entspannt fühlt. Noch besser ist es, wenn Sie ihm während des Wechselns einige bunte Spielzeuge neben sein Gesicht legen. Vermeiden Sie die Verwendung von Talkumpuder, Lotionen oder Tüchern, die mit Industrieseifen getränkt sind, da diese Rötungen hervorrufen können. Talkumpuder kann über die Atemluft verschluckt werden. Die ideale Art der Reinigung ist mit einem Wattebausch und Wasser, mehr nicht. Bei Fäkalien müssen

Sie darauf achten, diese vollständig zu entfernen, auch zwischen den Hautfalten.

Unmittelbar nach der Geburt drücken Babys ihre Emotionen durch Weinen aus, einige Wochen später auch durch Lächeln und Stirnrunzeln. Vor allem das Weinen ist sehr wichtig, weil es Unbehagen ausdrückt, das sie uns auf keine andere Weise verständlich machen können. Sie werden bald lernen zu verstehen, ob Ihr Baby weint, weil es Hunger oder Schmerzen hat, oder ob es aus Einsamkeit weint und sich durch Streicheleinheiten beruhigen lässt. In den ersten Wochen haben Babys eine große Lernfähigkeit, sie werden verstehen, dass sie sich durch Küsse und Streicheleinheiten geliebt und sicher fühlen, und diese Gesten werden ihnen Vertrauen und Sicherheit vermitteln. Tatsächlich ist der erste Kontakt zwischen Mutter und Kind von grundlegender Bedeutung. Er beginnt mit dem Füttern, damit das Baby versteht, wer seine Mutter ist: Es wird sie an ihrem Geruch erkennen, an ihrer Stimme, an der Art, wie sie es streichelt, und entwickelt all dies auf einer unbewussten Ebene.

Wie bereits erwähnt, wird das Baby nach Bedarf gestillt, daher kann es sein, dass es oft oder auch selten gestillt werden muss. Man muss sich dabei dem Kind anpassen. Das Wichtigste ist, dass Sie mit dem Kinderarzt überwachen, dass es gesund und stark wächst. Das Stillen erfordert Ruhe und Intimität. Wenn Sie also während der Besuchszeiten im Krankenhaus stillen, sollten Sie für diesen heiklen Moment lieber Verwandte aus dem Krankenzimmer bitten. Für viele Frauen beginnt das Stillen ohne Probleme, für andere ist es vielleicht nicht so offensichtlich, dass es gelingt, deshalb ist es ratsam, sich von den Hebammen in der Krankenhausabteilung helfen zu lassen, die Ihnen die "Tricks" zeigen, wie man das Baby richtig anlegt. Wenn Sie das Krankenhaus verlassen haben, können Sie sich auch an eine

Beratungsstelle in Ihrer Nähe wenden, wo Hebammen zur Verfügung stehen, die das Wachstum des Babys und die Bindung an die Brust beurteilen und Sie kostenlos unterstützen. Wenn Sie sich mit dieser Art des Stillens überfordert fühlen, oder wenn es nicht funktioniert, weil Sie nicht verstehen, wie sehr Ihr Baby wächst und welche Bedürfnisse es hat, zögern Sie nicht, auf künstliche Milch umzusteigen. Jede Marke ist geeignet, wichtig ist, dass Ihr Baby sie annimmt. Wenn es eine Unverträglichkeit hat, sie ablehnt usw., wenden Sie sich an den Kinderarzt, der Sie beraten wird.

Das Einplanen der künstlichen Milchfütterung ist sicherlich "einfacher" in dem Sinne, dass es besser vorhersehbar ist, wann das Baby vor Hunger schreit, da es auf jeder Packung künstlicher Milch gut festgelegte Rhythmen gibt, die dem Alter des Babys entsprechen. Das erste Beispiel für künstliche Milch ist die Indikation bis zum Alter von 15 Tagen, 80 Gramm künstliche Milch für 6 Mahlzeiten am Tag, außer in der Nacht. Sie können um 8.00 Uhr morgens beginnen, das Baby alle 3 Stunden füttern bis zur letzten Fütterung um 23.00 Uhr und dann die Nacht ohne Fütterung durchstehen. Es sollte satt genug sein, um die Nacht durchzuschlafen. Dann geht man zum nächsten Alter über, erhöht die Dosis im Alter von 20 Tagen, dann im Alter von einem Monat, 45 Tagen, zwei Monaten usw. In jedem Fall ist angegeben, wie viel Milch man wie oft am Tag geben soll. Dann kann man die Zeiten selbst bestimmen, außer in der Nacht. Wenn das Baby nachts Hunger hat, kann natürlich eine zusätzliche Portion gegeben werden, ohne zu übertreiben, damit das Baby nicht zu groß wird oder unter Koliken leidet.

Was das Stillen nach Bedarf betrifft, so wird das Baby allmählich seinen eigenen Rhythmus finden und es kann vorkommen, dass Sie, während das Baby wächst, manchmal abwesend sind und nicht ständig bei ihm sein können. Aus diesem Grund ist es sinnvoll, eine Milchpumpe zu kaufen, die es Ihnen ermöglicht, die kurz zuvor abgepumpte Muttermilch aufzubewahren und sie bei Freunden oder Verwandten zu lassen, die sich um das Kleine kümmern werden. Muttermilch kann außerhalb des Kühlschranks bis zu 4 Stunden aufbewahrt werden, ansonsten sollte sie nur bis zu 4 Tage im Kühlschrank (Temperatur 0-4°) aufbewahrt werden. Wenn Sie feststellen, dass Sie die Milch in dieser Zeit nicht verbrauchen werden, legen Sie sie zurück in den Gefrierschrank, wo sie maximal 6 Monate bleiben kann. Der wichtigste Rat, den ich Ihnen geben kann, ist, die Behälter, die Sie verwenden werden, mit Etiketten zu versehen, damit Sie sich daran erinnern können, wann Sie sie abgepumpt haben, und in der Reihenfolge der Verwendung vorzugehen, beginnend mit der ersten abgepumpten Milch und dann mit den nachfolgenden. Um die Milch aus dem Kühlschrank zu erwärmen, können Sie den Flaschenwärmer verwenden, der es ermöglicht, genau die Temperatur von 35° zu erreichen, die für die Aufnahme von Milch durch das Neugeborene optimal ist, oder Sie können sie in einem Wasserbad mit heißem Wasser erwärmen. Sobald die Milch erwärmt ist, drehen Sie den Behälter, um die Milch zu mischen und den Fettanteil schließlich vom flüssigeren Teil zu trennen. Eine Methode, die nicht zu empfehlen ist, ist die Mikrowelle, da sie die Flüssigkeit nicht gleichmäßig erwärmt. Auch wenn sie Ihnen lauwarm erscheint, kann sie an einigen Stellen heiß sein, wenn das Baby sie in den Mund nimmt, oder umgekehrt, sie kann heiß erscheinen, aber einige Stellen können kalt bleiben.

Neugeborene bevorzugen geschwungene Linien gegenüber geraden Linien, und sie bevorzugen Farben gegenüber Schwarz und Weiß. Es ist nützlich, diese Informationen zu kennen, denn Sie werden einige sehr angenehme Momente mit Ihrem Baby verbringen, aber auch andere, in denen es sich unbehaglich fühlen wird. Sie werden manchmal nicht wissen, wie Sie es beruhigen sollen, wenn es weint, Sie werden sich fehl am Platz und ungeeignet für die Mutterrolle fühlen, aber das sind ganz normale Gefühle, alle Mütter machen das durch. Die meisten denken, dass sie immer als Mutter des Jahres erscheinen müssen, die perfekte Mutter, die weiß, wie man alles regelt. Andererseits ist es nützlich zu wissen, dass Babys sich beruhigen können (wenn es nicht auf Hunger, Kälte, Hitze oder Schmerzen zurückzuführen ist), indem sie Farben betrachten, Musik und die beruhigenden Worte der Mutter hören, bunte Spielsachen in der Nähe des Ortes aufhängen, an dem Sie das Baby wickeln, und auch in seinem Bettchen, in dem Sie es tagsüber häufiger halten. Wenn Sie weitere Kinder haben, lassen Sie sie das Baby halten, beziehen Sie sie mit ein, damit sie sich nicht ausgeschlossen fühlen. Hier ein grundlegender Ratschlag: Gehen Sie mit ihnen an die frische Luft, ein Spaziergang pro Tag oder sogar zwei sind für das Baby von grundlegender Bedeutung, es wird bald andere Sinne mit der Umgebung, die es umgibt, entwickeln, und draußen mit der Bewegung des Kinderwagens oder im Tragetuch werden sie sich sicher von ihrem untröstlichen Weinen beruhigen, es sei denn, es hängt von anderen Faktoren ab, wie bereits erklärt. Eine andere Möglichkeit zur Beruhigung wäre eine Massage mit Mandelöl. Wenn Sie eine Kolik vermuten, massieren Sie den Bauch im Uhrzeigersinn, versuchen Sie, das Kind mehrmals in den Armen einer anderen Person zu halten. Das wird ausreichen, um es zu beruhigen. Wenn das Weinen weitergeht oder das Baby nicht gut schläft, vor allem nachts, gehen Sie mit ihm zu einem Osteopathen.

Bei der Geburt richten Neugeborene ihre Augen auf eine Entfernung von maximal 30 cm, was die ideale Entfernung ist, um zu sehen, wer sie hält. Sie kommunizieren durch einen tiefen Blick, obwohl sich ihre Sehkraft erst mit etwa drei Monaten voll entwickelt. In den ersten Wochen ist Ihr Baby noch nicht in der Lage, seinen Nacken zu stützen, daher sollten Sie jedes Mal, wenn Sie Ihr Baby aus dem Bettchen heben oder es in den Arm nehmen, seinen Kopf mit der Hand stützen.

Was die Ernährung betrifft, so raten Kinderärzte bis zum Alter von sechs Monaten von Wasser, Kamillentee oder anderen Flüssigkeiten ab, da die Nahrungsquelle ausschließlich Milch sein muss, sei es Muttermilch oder künstliche Milch. Omas werden damit natürlich überhaupt nicht einverstanden sein, doch der Grund dafür ist ganz einfach: Wenn Sie glauben, dass es draußen heiß ist und Sie Ihrem Baby Wasser geben, wird sich sein Magen sehr schnell füllen. Er hat einen sehr kleinen Raum in seinem kleinen Körper, und wenn es Zeit zum Essen ist, wird er bereits voll sein, allerdings nur mit Wasser. Das Baby will dann nicht mehr essen und erhält nicht die Nährwerte, die sein Organismus braucht.

Normalerweise reagieren Neugeborene sehr gut auf Erkältungen und Husten. Sie sind in der Lage, diese aus eigener Kraft zu überwinden, auch weil wir diesen kleinen Wesen keine Medikamente verabreichen können. Wir können ihnen höchstens mit ein paar Nasenspülungen helfen, verstehen aber, dass es dem Baby nicht gut geht, weil es keinen Appetit hat, oft weint und sich von nichts trösten lässt. In diesem Fall ist es besser, mit ihm zum Kinderarzt oder Osteopathen zu gehen.

1. **Was man fürs Baby braucht**

Babys brauchen nicht viel Kleidung, denn sie wachsen schnell und tragen diese nur sehr kurz, aber sie werden oft schmutzig und müssen ebenso oft gewechselt werden. Deshalb ist es wichtig, dass die Kleidung praktisch ist. Einteilige Strampler sind die beste Wahl, am besten aus Baumwolle, weil es in direktem Kontakt mit der zarten Haut ist. Für Pullover und Decken ist Wolle perfekt.

Der Kauf eines Tragetuches oder einer Babytrage ist eine Idee, die man in Betracht ziehen sollte. Es wird sehr nützlich sein, um Ihr Baby bei sich zu tragen und Ihre Hände für andere Dinge freizuhaben. Dies gilt sowohl zu Hause als auch in der Umgebung, um den Einkauf zu erledigen oder eine Waschmaschinenladung aufzuhängen. Auch beruhigen sich die Babys im Tragetuch sofort, wenn sie verzweifelt weinen. Das Tragetuch kann sofort verwendet werden und es gibt Videos im Internet, die zeigen, wie man es an den Körper bindet. Beim ersten Mal scheint es eine unmögliche Aufgabe zu sein, aber dann werden Sie nicht mehr darauf verzichten können, auch weil es sehr leicht zu waschen ist, falls es mit Spucke oder anderem verschmutzt wird. Das Einzige, was man beachten sollte, ist, dass es so bequem ist, dass man viele Dinge mit dem Baby an seiner Seite tun kann. Beim Putzen oder Kochen muss man jedoch vorsichtig sein, denn das Baby könnte mit seinem Gesicht in die Nähe der Chemikalien kommen, die man verwendet und die schlecht für seinen Organismus sind. Außerdem könnte beim Kochen Öl oder kochendes Wasser direkt auf seinen kleinen Körper spritzen. Da man mehr Platz benötigt, als man es gewohnt ist, könnte man leicht gegen den Griff einer Pfanne oder etwas anderes stoßen.

Was die Anschaffung für zu Hause betrifft, so sollten Sie sich auf jeden Fall das Trio bereitstellen: Es umfasst eine Babytragetasche, die Sie bis zum Alter von etwa 5 Monaten benutzen können, um mit dem Kind zu reisen und es schlafen zu legen, außerdem die Babyschale, die vor allem für Autofahrten verwendet wird (die einzige wirklich sichere Methode, Babys zu transportieren) bis zum Alter von sechs Monaten oder bis das Baby 9 Kilo wiegt, und schließlich den Kinderwagen, den Sie so lange benutzen können, wie Sie ihn brauchen. Sie werden die Babytrage häufig benutzen, wenn das Baby anfängt, sich aufzusetzen und neugierig auf die Welt um sich herum zu sein, etwa im Alter von drei Monaten. Wenn Sie also zu Freunden und Verwandten gehen oder unterwegs sind, können Sie die Babytrage benutzen, denn so kann das Baby sich aufsetzen und aus dem Bettchen herausschauen.

Es besteht in der Regel aus einer weichen Sinnesmatte mit Spielzeug, das das Baby dazu anregt, es mit seinen kleinen Händen, seinem Mund und seinen Füßen zu berühren und zu erforschen, und das es mit Bällen oder Rasseln anregt. Außerdem befinden sich über dieser weichen Matte in der Regel zwei gekreuzte Stangen mit weichem Spielzeug, Bällen und vor allem vielen Farben. So lernt Ihr Baby, sich auf den Bauch zu drehen, seinen Hals in dieser Position zu heben und dann allmählich den Instinkt zu entwickeln, zu krabbeln und sich dorthin zu bewegen, wohin seine Neugier es führt. Es kann auch sehr nützlich sein, um ihn zu unterhalten, während Sie in der Nähe stehen und etwas anderes tun, damit Sie endlich in Ruhe kochen oder entspannt fernsehen können.

Weitere Dinge, die Sie benötigen und die Sie in eine Geburtsliste aufnehmen können, sind z. B. Baumwollmusslins für Gäste, die das Baby halten wollen, damit es nicht mit der Kleidung der Erwachsenen oder diese mit dem Kinderbett in Berührung kommen, oder ein Bettwäscheset, bestehend aus einem Laken, einem Kissenbezug, einer Bettdecke oder anderem, oder große Handtücher, um das Baby nach dem Baden darin einzuwickeln. Auf vielen Websites finden Sie inzwischen tolle Ideen für Geburtslisten, von denen Sie sich inspirieren lassen können. Dabei sollten Sie bedenken, dass viele Dinge nicht unbedingt notwendig sind, wie z. B. der Hochstuhl, den Sie später kaufen können, oder die

Milchpumpe oder der Sterilisator für die Fläschchen, die Sie nur für den Fall der Fälle bzw. wenn Sie sie brauchen, kaufen können. Das Babyphone kann nützlich sein, falls Sie sich entschließen, das Baby gleich in seinem Zimmer schlafen zu lassen, vielleicht nach ein paar Lebensmonaten. Mit dem Monitor in Ihrem Zimmer können Sie es beobachten, während es schläft, die Lautstärke erhöhen, jedes Wimmern hören und bei Bedarf zu ihm laufen. Ein weiterer nützlicher Artikel ist die elektrische Babywippe, in der das Baby sicher liegen bleibt, während Sie das Haus putzen oder kochen und es automatisch mit sanfter Musik in den Ohren geschaukelt wird. Sie können eine Badewanne, Schnuller, eine Bürste, ein Set mit Schere, Nagelknipser, Feile oder Massageöl hinzufügen. Darüber hinaus können Sie kleine Gegenstände wie Strampler, Socken, Badespielzeug, Musseline, Schaumbad, Wickelcremes, Windeln, Rasseln, Dou-Dou usw. hinzufügen. Ein weiterer Gegenstand, den ich sehr nützlich finde, ist der Windelfresser, ein spezieller Behälter für Windeln, der Gerüche neutralisiert und sehr wenig kostet sowie sehr praktisch ist, um ihn in der Nähe des Wickeltisches oder wo auch immer Sie Ihr Kind wickeln wollen, aufzustellen. Natürlich ist jedes der genannten Dinge subjektiv wichtig oder eben auch nicht. Es gibt diejenigen, die es vorziehen, dem Spiel voraus zu sein und all diese Dinge zu kaufen, und diejenigen, die es vorziehen, aus Platzgründen oder aus anderen Gründen nur das Nötigste im Haus zu haben. Sie werden viele Ratschläge von anderen Müttern hören, aber nur Sie selbst wissen werden, was für Sie richtig ist. Wie ich bereits sagte, können Sie nach einiger Zeit feststellen, dass Sie etwas brauchen, an das Sie vorher nicht gedacht haben. Dieser Leitfaden ist nur ein Anhaltspunkt und soll die Eltern über alle möglichen Wahlmöglichkeiten informieren, aber die Entscheidung liegt ganz allein bei Ihnen.

“

Babys sind immer ärger als du gedacht hast - und wunderbarer

”

Charles Osgood

KAPITEL 6

SCHLUSSFOLGERUNG: PERSPEKTIVEN FÜR DIE ZUKUNFT

Eltern zu werden ist eine Reise, die mit der Empfängnis beginnt. Die erste, die sich dessen bewusst wird, ist natürlich die Mutter, die das in ihr heranwachsende Kind spürt, die seine Bewegungen, seine Lageveränderungen, seine Tritte wahrnimmt und die erste ist, die sich während der Schwangerschaft darum kümmert, angefangen bei der Nahrung, die das Baby zu sich nehmen soll, bis hin zu der Stellung, die es einnehmen soll, und der Pflege, die es erfahren soll. Man sagt, dass der Vater erst nach der Geburt Vater wird. Manchmal dauert es einige Monate, bis er sich der großen Reise, die er unternommen hat, und der großen Verantwortung, die dieses Ereignis mit sich bringt, bewusst wird. Dieses Abenteuer lehrt die Eltern etwas Neues, das sich ständig weiterentwickelt. Jedes Alter des Kindes bringt neues Wissen mit sich: Als Kinder brauchen sie etwas, als Jugendliche brauchen sie etwas anderes und als Erwachsene wieder etwas anderes. Alle an der Familie beteiligten Personen wachsen und lernen gemeinsam voneinander.

Eltern sind die tragenden Säulen im Leben eines Kindes, aber auch die Großeltern können eine nette Begleitung und eine große Hilfe für Mama und Papa sein. Jede Phase im Leben Ihres Kindes mit dessen Großeltern und Onkeln und Tanten zu teilen, wird eine einzigartige Freude sein. Dieser Leitfaden wird Sie während der gesamten Schwangerschaft begleiten, um Sie auf alle Eventualitäten vorzubereiten und so viel wie möglich Informationen zu sammeln. Nur Sie werden jedoch wissen und entscheiden können, was für Sie und Ihr Kind am besten ist. Was auch immer geschieht, seien Sie sich bewusst, dass Gespräche und Austausch die Schlüsselwörter für jede Situation sind, mit Ihrem Partner, mit Eltern, mit Hebammen, mit Freunden, mit Großeltern, jede Rolle ist grundlegend für unsere Reise, die heute beginnt und nie enden wird.

Ihr Kind hat sein eigenes Schicksal, seine eigenen Vorlieben, seine eigenen Erfahrungen und viele Schwierigkeiten zu überwinden, und das Beste, was sie dafür tun können, ist, ihm zu folgen, es zu begleiten, es Fehler machen zu lassen, damit es versteht, wie man sie löst und wie man sie nicht mehr wiederholt. Als Elternteil können Sie ihm aus der Nähe helfen, es aus der Ferne beobachten, aber Sie können nie über seine Zukunft entscheiden. Helfen Sie Ihrem Kind, selbst zu entscheiden, zeigen Sie ihm alle Möglichkeiten, die es von klein auf haben kann. Ihr großes Privileg ist es, einem anderen Menschen, der zunächst völlig von Ihnen abhängig ist, zu helfen, den ersten Abschnitt seines Lebens zu bestimmen und ihm Sicherheit und ein starkes Selbstwertgefühl für die kommenden Jahre zu geben. Ihr Kind wird Ihnen helfen, innere Aspekte von sich selbst zu entdecken, von denen Sie nicht einmal wussten, dass Sie sie haben, es wird Ihnen einen Schub an Aufgeschlossenheit geben, es wird Ihnen helfen, Ihr inneres Kind wiederzuentdecken, es wird Sie daran erinnern, wie man spielt,

Spaß hat, bedingungslos liebt, lustige Gesichter macht, weint oder über jede Dummheit lacht.

Indem Sie Ihrem Kind helfen, erwachsen zu werden, werden Sie die Schönheit des Lebens entdecken, die in der Einfachheit der alltäglichen Dinge liegt. Sie werden entdecken, dass es mehr Spaß daran hat, mit einem Pappkarton zu spielen als mit einem teuren Spielzeug, dass ihm die Zeit, die es mit Ihnen verbringt, wichtiger ist als die Markenkleidung, die Sie ihm kaufen, und Sie werden das Wunder der Natur schätzen lernen, der Sie das Leben geschenkt haben.

Printed in Poland
by Amazon Fulfillment
Poland Sp. z o.o., Wrocław

11933448R00081